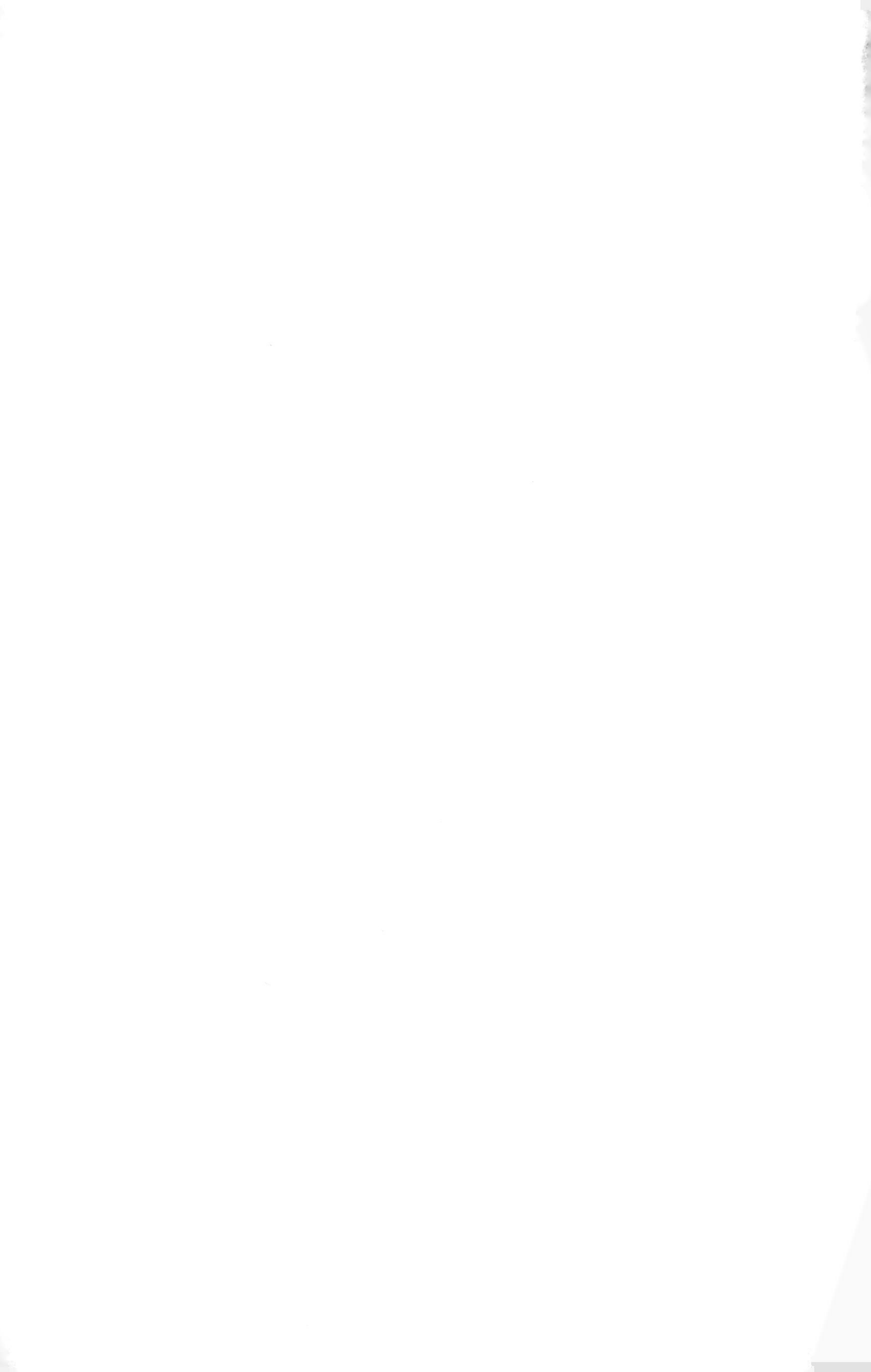

ÉTUDES POUR SERVIR A L'HISTOIRE

DE L'INFLUENCE DE LA FOLIE

SUR LES FONCTIONS

ET LES MALADIES DU CORPS HUMAIN,

ET RÉCIPROQUEMENT,

EXTRAITES D'UN MÉMOIRE SUR LE MÊME SUJET,

PAR

Feu GERMAIN et C. BOUCHET,

Anciens élèves internes à l'hospice de la Salpêtrière;

ET ANNOTÉES

PAR C. BOUCHET,

Médecin en chef de l'asile des aliénés de Nantes (1).

---

§ Ier. INFLUENCE DE LA MENSTRUATION SUR LA FOLIE.

Observations.

No 1.

Coquille, âgée de vingt-huit ans, issue de parents aliénés et rachitiques, rachitique elle-même. Par suite du froid, atteinte d'une suppression de règles, à la dernière époque qui précède la maladie. Dès lors céphalalgie, étourdissements, léger trouble

---

(1) Ce mémoire avait été présenté, en 1825, au dernier des concours fondés par Esquirol.

Il était resté jusqu'à ce moment dans les papiers de cet illustre maître, qui n'avait pas voulu le confier à l'impression parce qu'il contenait une description des vices de la section des aliénées de la Salpêtrière, grossis par deux jeunes gens, qui ne tinrent point assez de compte de la difficulté des temps et des lieux. Cette portion du travail restera inédite.

J'ai publié dans ma thèse inaugurale, soutenue le 3 janvier 1827,

dans les idées, qui prennent peu à peu le caractère de la monomanie religieuse. Époque mens ruelle suivante ; absence de règles ; accès plus fort du délire monomaniaque ; suppression persistant pendant toute la durée de la maladie; et celle-ci ne cessant positivement qu'après le retour des règles, à la suite de plusieurs traitements.

N° 2.

Corbillier, âgée de trente-six ans, cuisinière, affectée de monomanie pour la troisième fois, très sujette dans son enfance aux convulsions. A l'époque de la première menstruation, et quelques jours avant leur apparition, retour des convulsions : ces dernières reparaissant ensuite à plusieurs reprises dans les mêmes circonstances. Lorsque le sang coulait, les convulsions cessaient ; mais dans les derniers jours seulement de l'écoulement. Troisième accès de monomanie sans aucune influence des règles ; complication d'une colite violente, et guérison des deux maladies. Autre rechute de folie, provoquée par une autre colite, et nouvelle guérison des deux maladies.

N° 3.

Georgin, dix-huit ans. Panophobie intermittente avec la menstruation ; trois ou quatre accès consécutifs ; le dernier accompagné d'un délire violent avec des signes de gastro-entérite; sous cette dernière influence, le délire paraît diminuer. Traitement de la gastro-entérite, et sa guérison suivie de la guérison de la folie, les règles ne paraissant qu'un mois après le commencement de la convalescence, et continuant ensuite.

---

une sorte de résumé de la deuxième partie en 28 propositions. Mais je crois satisfaire à la mémoire de mon collègue, mort si jeune, et que les travaux recommandaient déjà, en la publiant tout entière. J'espère aussi qu'elle pourra servir aux travaux ultérieurs sur le même sujet ; et c'est avec une vraie satisfaction que je vois de jeunes médecins, pleins de zèle et de mérite, entrer dans cette voie.

N° 4.

Barbier, vingt-huit ans. Monomanie intermittente avec commencement de démence, cessant de voir des règles il y a cinq ans, sans que l'on puisse savoir si leur suppression a eu lieu avant ou après le délire. Pendant son séjour à l'hospice dans les deux premières années, réglée fort irrégulièrement. L'approche de chaque époque, qui se renouvelait quelquefois deux fois par mois, la rendant triste, inactive; paraissant déjà ne plus pouvoir diriger ses idées. Prolongation de l'accès pendant huit ou dix jours. Tentatives inutiles pour régulariser les époques, ainsi que pour prévenir les accès. Actuellement, absence de toute influence pour la provocation des accès, leur retour s'opérant d'une manière très irrégulière.

N° 5.

Schert, vingt-huit ans. Lypémanie aiguë; irrégularité de la menstruation. La maladie, prise en juillet 1835, d'un violent état de panophobie, persistant deux jours. La menstruation paraissant fort abondamment, les symptômes de lypémanie disparaissent tout-à-fait; mais ils reviennent aussitôt après la cessation des règles dans toute leur acuité. Sortie non guérie.

N° 6.

Fenet, vingt-sept ans. Manie aiguë avec commencement de démence. A dix ans, dartres aux jambes, disparaissant à quatorze ans, époque des règles. Première grossesse en mai 1818, et cependant, règles à deux époques. La frayeur les arrêtant, accès de manie, dont la durée est de quatre mois. Au bout de ce temps, retour des règles, et guérison complète. Deuxième grossesse heureuse. La malade continua d'avoir ses règles à trois époques, mais en conservant une légère nuance de démence. En mai 1819, suppression de la menstruation, et accès de manie en même temps, qui dure trois mois, et se termine par le retour de la menstruation. En mai 1822, suppression des règles; accès comme le précédent, durant cinq mois, et disparaissant encore au retour des règles; mais en laissant les facultés intellectuelles affaiblies. En mai 1824, quatrième accès plus caractérisé par la démence; absence de règles depuis cette époque. Leucorrhée abondante se déclarant pendant la maladie, ne changeant rien à son caractère. Persistance de la démence.

N° 7.

Tablier, cinquante-trois ans. Monomanie augmentée trois fois en trois époques différentes sous l'influence d'une perte en rouge et blanc. Cette perte paraissant être un dernier effort menstruel, et la maladie mentale augmentant à trois époques consécutives régulières.

N° 8.

Leduc, quarante-neuf ans. Entrée pour une manie; tombée dans cet accès à la suite de deux pertes utérines en rouge, fort abondantes, et qui eurent lieu en quinze jours. Il y avait cinq mois qu'elle avait cessé de voir; les pertes ne s'étant pas renouvelées, cette femme a guéri sous l'influence des bains, au troisième mois du traitement.

N° 9.

Meunier, vingt cinq ans. Érotomanie suivie d'une agitation maniaque, n'ayant eu aucun signe qui pût faire soupçonner son existence avant l'époque des règles, et se déclarant quelques jours après une me struation excessivement abondante. Pendant le séjour à l'hos ice, absence de plusieurs époques. Dans les derniers mois seul ment, retour en petite quantité, pendant l'écoulement du sang; la malade est nonchalante, et incapable de faire quelque chose.

N° 10.

Poncelet, trente-huit ans. Lypémanie à la suite de chagrins domestiques violents. Pendant trois mois immobilité de la malade et silence obstiné, ne pouvant même pas aller chercher sa nourriture. Au mois de juillet dernier, après avoir repoussé toutes les exhortations, la malade se trouve mieux tout-à-coup; elle sent son cerveau, et rend compte de sa situation : depuis une heure, les règles avaient paru; elles coulèrent durant trois jours, et la guérison fut peu à peu consolidée.

N° 11.

Villers, trente-deux ans. Panophonie et hallucinations intermittentes avec la menstruation : ces hallucinations semblaient se développer, surtout à l'époque des règles, avec un peu d'agitation. La panophobie ne cessant point dans l'intervalle qui s'écoulait entre les deux époques menstuelles; mais l'agitation reprenant toujours un caractère plus aigu à ces époques.

N° 12.

Nézot, vingt et un ans. Manie à la suite de frayeur. Au douzième jour de la maladie, règles abondantes; cessation de la manie pendant trois jours; retour de la maladie mentale après la disparition de l'écoulement. Les mois suivants, règles peu abondantes; manie persistante.

N° 13.

Bourreau, vingt-deux ans. Manie hystérique; rétention des règles simulant la grossesse, agitation; délire tranquille à la fin des règles. Application du feu plusieurs mois après; écoulement abondant des règles dès le premier jour; cessation du délire, allant de mieux en mieux jusqu'à la nouvelle époque menstruelle, où la tristesse et le délire reparaissent, malgré une saignée et des sangsues. La plaie, suite de l'escarre, convertie en vésicatoire; la malade devient un peu plus tranquille; mais le mois suivant, absence de règles; le délire augmente encore et persiste depuis avec une nuance de démence; retour régulier de la menstruation, mais sans aucun changement dans le délire.

N° 14.

Damas, vingt-quatre ans. Monomanie; règles supprimées sans que l'on sût sous quelle influence. Continuation pendant huit mois d'une application de sangsues, trois jours consécutifs à chaque époque menstruelle; retour des règles en petite quantité, mais n'entraînant qu'une très légère amélioration.

N° 15.

Planchineau, trente-trois ans. Mononanie, panophobie; suppression de règles depuis six semaines avant son entrée. Sujette depuis ce temps aux pesanteurs de tête, à des mouvements convulsifs, soubresauts et vertiges. Depuis ce temps aussi, anorexie, soif, vomissements de liquides sanguinolents. Par suite de leur cessation récente, illusions, hallucinations de l'ouïe et de la vue, agitation, délire; la malade sentait partout des insectes qui la piquaient. Le vingtième jour de cette maladie, elle n'avait encore rien fait pour se guérir, et portait seulement une croix à son cou, destinée à tuer les mouches. Le quatrième jour de son entrée, saignée de 4 palettes; à la suite, tension; pesanteur des flancs, et deux heures après, apparition des règles excessivement abondantes; disparition de tout le délire dans la journée même; convalescence rapide. Sortie peu de temps après.

N° 16.

Geffroy, vingt-huit ans. Manie intermittente, suite de couches. Lactation gênante et suivie d'un léger trouble dans les idées. Depuis cinq ans, retour périodique au printemps d'un accès de manie avec agitation, et précédé par une menstruation difficile et irrégulière ; cessation du délire par le retour abondant des règles, et calme pendant le reste de l'année, où la menstruation se fait convenablement.

SUITE DE COUCHES.

Lactation, maladies utérines.

N° 17.

Laurent, trente-huit ans. Lypémanie pour la seconde fois, éprouvant pendant les deux premiers mois de sa grossesse un accès violent traité à l'Hôtel-Dieu par le régime antiphlogistique le plus sévère. Aucun signe certain de grossesse ne se manifestant pendant ces deux premiers mois, et la monomanie persistant avec une grande opiniâtreté ; mais cessant, dès que la malade est assurée qu'elle est enceinte.

N° 18.

Balsoil, vingt-cinq ans. Lypémanie, illusions. Commencement de grossesse, accompagnée d'excitation cérébrale : cette excitation persiste quelques mois et diminue; accouchement. La malade allaite son enfant, et est forcée de le sevrer par suite de travaux excessifs. Huit jours après, monomanie furieuse, traitée dans les premiers mois par les douches, dont elle éprouvait quelquefois une sorte de fraîcheur pendant une demi-journée; mais ensuite, elle ressentait des douleurs de tête avec menaces de congestion générale au cerveau ; absence de règles pendant toute la maladie ; leur éruption spontanée paraissant ensuite déterminer la convalescence.

N° 19.

Moyse, vingt-neuf ans, vivait avec un homme dont elle eut un enfant ; beaucoup d'inquiétudes, grossesse, et huit jours avant l'accouchement, commençant à divaguer et à courir les rues. Trois jours après, confirmation au plus haut degré de ces premiers signes; elle avait beaucoup de lait, mais refusait le sein à son enfant. Le lait a été supprimé entièrement, et la monomanie a persisté.

N° 20.

Pécourt, quarante ans; père aliéné. A vingt et un ans, première grossesse; accès de manie avec fureur; durée de six mois; à vingt-neuf ans chagrin, grossesse; manie pendant un mois. Depuis cette époque, trois accès de manies à différents temps de la grossesse et de la lactation. En juin 1824, nouvel accès survenu à la suite du sevrage de son enfant, suppression des règles; leur rétablissement en mai 1825, après un retour apparent à la raison, car il restait encore une nuance de démence.

N° 21.

Gagnier, vingt-trois ans. Manie avec commencement de démence; accès d'agitation violente et désordonnée. Le deuxième mois de la maladie, et le troisième mois depuis son mariage sans avoir aucun signe de grossesse; la malade eut une perte utérine fort abondante, et rendit un caillot sanguin organisé, où l'on crut reconnaître un débris de germe. Les parties génitales offraient une dilatation du col et deux paquets de végétations, qui semblaient de nature vénérienne; la maladie mentale continua.

N° 22.

Minot, quarante-deux ans. Panophobie; sœur aliénée; sujette aux hémorrhagies nasale et auriculaire avant la menstruation. A vingt et un ans, menstruation difficile; migraine à chaque époque; à quarante et un ans, grossesse troublée par un léger délire, provenant d'une frayeur éprouvée en témoignant à l'audience. Grossesse et suite de couches heureuses, mais absence de fièvre de lait; au bout de quelques jours, délire des plus violents; colite survenant avec un caractère fort aigu. On combat le dévoiement par les adoucissants. Il diminue, et la maladie guérit avec lui.

N° 23.

Galepin, vingt-cinq ans. Nourrice; perte d'un des enfants qu'elle allaitait; chagrin violent, lait trop abondant; délire, agitation, fureur, seins gonflés; disparition du lait par des frictions avec un liniment; saignée, laxatif, vésicatoire à la nuque; légère amélioration.

N° 24.

Manjou, quarante et un ans. Lypémanie religieuse; sevrage prématuré suivi d'un trouble léger dans les idées qui augmente, cède un peu aux bains, et ne persiste plus qu'avec les caractères de la panophobie. Non guérie, et tendance à la démence.

N° 25.

Peunot, trente ans. Accouchement depuis dix mois; nécessité du sevrage de son enfant; grandes inquiétudes; délire éclatant vivement; le sein gauche, le seul dont elle nourrissait, gonflé prodigieusement avec un peu de douleur. Saignée, petit lait, liniment camphré qui procurent quelque soulagement en diminuant le sein, mais sans détruire la panophobie dont elle est atteinte.

N° 26.

Paré, trente ans. Tombée pour la seconde fois dans un accès de manie avec agitation, allaitait depuis quatre ou cinq mois son enfant; à la suite, elle parut beaucoup maigrir, et l'accès de folie eut lieu. Les seins ne changèrent point, et le lait disparut sous l'influence des frictions, sans paraître rien diminuer à la maladie mentale. Depuis son séjour, cette femme a acquis de l'embonpoint, et est retombée encore une fois dans sa première agitation. Actuellement, elle est calme; mais la maladie paraît chronique.

Réflexion. Influence menstruelle.

On peut voir, en parcourant les tableaux, la division que nous avons adoptée (1). Dans les réflexions que nous allons faire sur la menstruation, nous nous appliquerons surtout à signaler les variétés d'influences, d'où l'on peut tirer quelques conséquences thérapeutiques qui seront le sujet du résumé terminant ce travail. Les Tableaux donnent suffisamment le rapport des nombres pour que nous ne le répétions pas ici, et nous n'avons besoin de faire sur eux aucun commentaire particulier (2).

Menstruation. Cause de folie (3).

Il y a quelques jeunes filles dont la menstruation ne s'établit pas; elles deviennent folles. Les règles paraissent, et la folie cesse immédiatement. C'est un des cas les plus clairs de l'in-

---

(1) A l'époque où nous écrivions, M. le docteur Foville n'avait point encore fait paraître la division qu'il a proposée depuis pour l'aliénation mentale. Tout le monde, à l'exemple d'Esquirol, reconnaissait d'abord deux grandes divisions : folie et idiotie. Puis la folie se divisait en manie, monomanie, en démence, comme l'idiotie en idiotie proprement dite, et imbécillité. Cette division, qui n'a pas pour elle la distinction physiologique des fonctions nerveuses, comme celle de M. Foville, ni même la précision symptomatique rigoureuse, a du moins pour avantage de présenter à l'esprit, le plus ordinairement, le caractère saillant du délire. Mais il faut bien se garder de la considérer autrement que comme une série de jalons placés dans la science pour en faciliter l'étude, et que la nature, dans quelques cas, déplace ou brise. Il en est de même dans presque toutes les sciences.

(2) J'ai indiqué ces rapports dans ma thèse inaugurale du 3 janvier 1827, déjà citée.

(3) C'est une chose bien difficile que de préciser les causes de la folie; et je n'ai pas été étonné de voir surgir à cette occasion une dissidence prononcée entre deux statisticiens de mérite, pour établir la prédominance des causes physiques ou des causes morales. J'ai essayé de faire ce travail dans mon *Mémoire statistique des aliénés de la Loire-Inférieure*, imprimé dans les *Annales d'hygiène*, t. XXIII. Je dois l'avouer, souvent je n'ai pu agir que sur des données approximatives. Il est rare qu'il n'y ait pas plusieurs sortes de causes déterminantes. Or il devient difficile de rechercher la principale. D'un autre côté, on prend souvent

fluence physiologique de l'utérus. Il en est d'autres dont la suppression de l'écoulement par le froid ou par une cause inconnue physique ou morale quelconque est suivie de folie (n° 1).

L'influence de l'utérus sur le cerveau à l'époque menstruelle est souvent énergique à ce point de produire des convulsions avant l'écoulement, qui disparaissent ensuite, pendant et après (n° 2).

D'autres fois elle détermine un accès de panophobie intermittente (n°s 3 et 4). On voit des accès précéder, dans les monomanies, les règles de huit jours, et cesser à l'époque où ces dernières paraissent : on voit d'autres fois les règles provoquer un accès qui ne se termine que longtemps après. Il y a dans ce cas un état cérébral qui favorise la suppression des règles suivantes (n° 5).

Ce n'est point seulement l'influence de l'utérus prêt à se fluxionner ou congesté qui devient cause déterminante ou provoquante d'un accès; la grande quantité de sang qui s'écoule paraît avoir une influence très marquée soit à l'époque critique, soit dans un âge plus jeune.

M. Esquirol a souvent cité l'observation d'une dame, dont l'accès de fureur survenait au moment où le sang coulait; plus l'hémorrhagie était abondante, plus la fureur augmentait (1).

---

pour une cause ce qui n'est que l'effet d'une autre influence dont l'appréciation échappe. Pour éviter de tomber dans ce vague de causes éloignées et souvent occultes, il faudrait peut-être s'en tenir aux actions les plus directement en rapport avec la folie, provenant soit de l'extérieur, soit de l'intérieur du corps humain. C'est ainsi que notre langage devra être interprété quand nous nous servirons du mot *cause*.

(1) MM. Trousseau et Plidoux ont donné depuis, dans leur *Traité de thérapeutique médicale*, de grands développements à cette proposition : que les hémorrhagies ou au moins les pertes utérines produiraient les mêmes effets et résultaient d'une cause analogue que l'absence, la diminution ou la décoloration de l'écoulement menstruel. Ils ont proposé pour ces différents cas le même principe de médication.

Celle-ci cessait avec l'hémorrhagie (nos 7 et 9). On a vu l'apparition de quelques gouttes de sang seulement suivies du retour à la raison.

Lorsque l'hémorrhagie est terminée, on trouve des cas où l'accès cesse complétement (n 10).

Il en est d'autres où, après avoir été suspendu pendant l'écoulement, il revient de suite après la disparition de ce dernier. Un grand nombre de femmes sont dans ce cas (n° 12).

Il en est qui, n'ayant eu ni exaltation ni rémission avant les règles, ont un accès immédiatement après. A quoi tient cette singularité ? Est-ce à une congestion utérine, qui, cessant d'être accompagnée d'hémorrhagie, agit sur le cerveau, ou bien ce dernier habitué à l'irritation se fluxionne-t-il par sa propre force?

Telles sont en abrégé les variétés dans lesquelles la menstruation nous a semblé modifier la folie d'une manière sensible.

Influence menstruelle et cérébrale.

Quelques femmes, au moment de leurs règles, deviennent plus agitées, et ces mêmes règles sont diminuées. Il est difficile de dire si le cerveau est cause de la diminution, en empêchant l'effort menstruel d'être aussi énergique, ou si cette exaltation survenant à l'époque menstruelle, n'est point l'effet des dérangements survenus à cette époque (n° 11).

Une suppression menstruelle peut avoir lieu en même temps qu'une maladie mentale; celle-ci peut arrêter même l'écoulement du sang, et les mois suivants, les accès peuvent survenir, quoiqu'il n'y ait plus de règles, le cerveau se trouvant modifié par la cause périodique agissant sur la matrice. Les règles ensuite peuvent reparaître influencées par le cerveau, et finir, quoique régulières, par n'avoir plus aucune influence ni sur lui ni sur elles (n° 13); mais alors la maladie fait des progrès vers la chronicité et la démence : aussi est-ce un des signes les plus fâcheux dans une folie aiguë, que le rétablissement des règles supprimées avec le retour de l'embonpoint, sans aucune amélioration dans l'état mental.

Influence de la folie sur la menstruation.

Il est assez commun de voir la maladie mentale éclater, puis déterminer la suppression des règles, soit au moment même, soit à l'époque prochaine, en persistant elle-même. L'influence du cerveau sur l'utérus peut être assez forte pour qu'une application régulière de sangsues, pendant trois jours, et renouvelée pendant six, huit mois, ne produise aucun effet avantageux.

La folie, qui modifie si puissamment l'utérus en fonction, subit elle-même l'influence de cet organe ; souvent le retour des règles supprimées par l'état du cerveau fait cesser tout-à-coup la folie (nº 15).

Quelquefois une folie intermittente survient tous les printemps en se manifestant insensiblement. La menstruation d'abord ne s'établit point ; mais au bout de quelque temps d'accès, son retour a lieu, et à la suite la maladie mentale se termine (nº 16).

Il paraît donc démontré que la folie peut modifier cette fonction de l'utérus de plusieurs manières Les faits cités conduisent à des indications très précises.

Tout le monde sait que l'époque critique est une cause puissante des maladies mentales, soit primitivement, soit secondairement. Mais comme souvent la cessation des fonctions de l'utérus est suivie de leucorrhées, de pertes insolites, quelquefois même de cancer ; comme il arrive aussi que, pendant plusieurs mois, une année même, des femmes y éprouvent des congestions, sans écoulement de sang, ces différentes influences, compliquées encore souvent de causes morales plus ou moins énergiques, agissant simultanément sur le cerveau, peuvent déterminer ensemble la folie. Ce concours de circonstances la rend alors bien difficile à prévenir ou à combattre (1).

Influence de la grossesse et des suites de couches.

Si, dans l'état de congestion menstruelle, l'utérus modifie beaucoup le système nerveux, cet organe, en entrant dans une activité supérieure à celle qui lui est nécessaire pour produire un simple écoulement de sang, devra puissamment modifier ce système, et même toute l'économie. C'est, en effet, ce qui a lieu dans la grossesse ; et bien que beaucoup de femmes ne s'aperçoivent pas encore de leur situation, presque toutes éprouvent un trouble varié dans les fonctions digestives, et l'encéphale devient le siége de congestions dont les phénomènes ont souvent été appréciés. Mais dans ce trouble imprimé au système nerveux, et déterminant ou favorisant l'apparition des maladies mentales, il faut distinguer deux effets : l'un où l'utérus en fonctions est doué d'une grande énergie, et semble doubler la force des sympathies qui l'unissent aux autres organes ; devenu un second foyer de vitalité, il se met en rapport plus immédiat avec les centres qui entretiennent la vie, sur lesquels il vient exercer une grande influence ; l'autre est un effet mécanique secondant le premier : il consiste dans l'obstacle opposé à la circulation du sang dans les membres abdominaux par le développement progressif du fœtus : aussi les jambes s'infiltrent,

---

(1) Les propositions suivantes, insérées dans ma thèse inaugurale, résument ainsi cette influence :

1° Sur soixante-treize observations, dix seulement n'ont offert aucune influence de la folie sur la menstruation, et réciproquement ;

2° Sur cinquante-deux observations où la menstruation a influencé la folie, le délire a paru augmenté ou provoqué chez trente-quatre ; il a paru cesser ou diminuer chez dix-huit ;

3° Sur vingt et une observations où la folie a influencé la menstruation, dix-neuf ont présenté la diminution ou la cessation de cette dernière, trois la provocation.

tandis que le sang reflue dans les vaisseaux du tronc et de la tête. C'est de là que naissent les pléthores partielles des femmes enceintes ; c'est aussi de là que naît la disposition aux maladies cérébrales.

Il semble que certaines folies soient dues tout entières au changement inconnu qui arrive dans les premiers mois de la conception. Ainsi, M. Esquirol citait une dame qui, à trois grossesses successives, devint aliénée trois fois dans les deux premiers mois ; il lui conseilla de ne plus avoir d'enfants ; elle suivit ce conseil, et la folie ne reparut plus.

Une grossesse peut produire cette maladie, qui ne persistera que quelques mois (n° 17). La folie une fois déclarée peut exister à un faible degré pendant la grossesse, puis éclater dans les suites de couches (n° 18). Quelquefois elle conserve son caractère pendant toute la grossesse : nous l'avons vue se déclarer huit jours avant l'accouchement, et persister, sans être modifiée même par les suites de couches (n° 19).

Les cas où une cause morale agit conjointement à la grossesse sont communs (n° 20).

Il n'est point aussi facile qu'on pourrait le croire d'assurer que dans tous les cas il n'y ait pas eu quelque influence morale qui ait aidé à l'invasion de la maladie, et il faut être en garde contre une conclusion à cet égard ; car il est des femmes qui, comme le n° 6, étant enceintes, ont leurs règles pendant trois mois ; une vive émotion a lieu, les règles sont supprimées et la folie se manifeste. La grossesse ne paraît que secondaire dans cette manifestation ; l'émotion qui survient pendant la grossesse et produit la folie peut avoir lieu sans que la première en ressente de mauvais effets ; mais aussi il est d'autres cas où l'affection cérébrale semble provoquer l'avortement (n° 21).

Les suites de couches capables de modifier le cerveau consistent dans l'influence de l'écoulement des lochies et dans le mouvement fébrile général survenant au quatrième jour, appelé fièvre de lait. Tout ce que nous avons dit à l'occasion de la menstruation peut être appliqué à l'écoulement des lochies : 1° l'hémorrhagie trop abondante, diminuée ou arrêtée, peut être cause de folie ; 2° l'utérus pouvant être influencé par le cerveau, éprouve une diminution et un arrêt dans les lochies ; 3° conjointement à des causes morales, l'influence des lochies peut provoquer ou du moins augmenter un accès de folie. Mais il est utile de faire voir que l'influence répétée de plusieurs causes morales empêche les suites de couches d'avoir lieu. Une jeune femme de vingt-trois ans, éprouvant pendant toute sa grossesse de vives inquiétudes, craignant de mourir, était triste, pleurait en l'absence de son mari, et lui répétait souvent qu'elle y succomberait. Elle accoucha d'un enfant mort, et fut saisie d'un violent chagrin. Les lochies ne coulèrent que pendant trois jours ; le quatrième, elle éprouva une petite altercation ; un mouvement fébrile se déclara ; le gonflement des seins n'eut pas lieu ; les idées furent troublées ; dans la nuit le délire vint, et fut suivi de l'agitation et de la fureur. Cet état persista pendant plusieurs jours et la malade mourut (1). L'absence de la fièvre

(1) J'ai donné des soins à une jeune dame devenue folle après avoir perdu successivement cinq enfants, peu après leur naissance ou à la suite d'avortements. A différentes époques, à chaque suite de couches, elle était triste, pleurait souvent, et croyait qu'elle allait mourir. Une sixième grossesse eut lieu ; au troisième mois, la malade éprouva une assez vive frayeur ; l'avortement eut encore lieu, et la folie se déclara complétement sous forme de manie. Au bout de deux mois de traitement, la malade parut guérie ; et malgré que la menstruation ne se fût pas rétablie, les parents voulurent la retirer de l'établissement où elle avait été placée. Ils la ramenèrent bien vite peu après dans un violent accès. Le calme revint, et les règles se présentèrent ; mais à chaque éruption, qui avait lieu assez abondamment, l'accès se manifestait avec agitation et fureur. Pendant tout le reste du mois, la raison et le calme étaient complets. Cet état dura environ six mois, pendant lesquels, en outre des moyens ordinaires, un traitement ferrugineux fut suivi avec persévérance. Trois fois de suite la menstruation eut lieu sans accidents, et la malade fut rendue à sa famille. Depuis trois ans elle se porte bien ; mais une nouvelle grossesse inspire à présent des craintes sérieuses.

de lait et du gonflement des seins peut seul causer un accès (n° 22).

Les suites des couches présentent encore d'autres variétés ; mais n'ayant point d'observation à l'appui, nous passons au sevrage.

Sevrage.

Lorsque des nourrices ont allaité pendant plusieurs mois, elles sont quelquefois atteintes de maladies qui ne suspendent pas, mais altèrent la sécrétion du lait, au point que leurs nourrissons maigrissent, ont du dévoiement et meurent. La folie est une de ces maladies.

Lorsque celle-ci est déclarée, les seins fournissent encore du lait, mais souvent de mauvaise qualité. D'autres fois, cet effet a lieu par une autre cause et sans le délire qui, venant après, n'en est que le résultat, comme on le voit dans le fait suivant : une femme allaite deux enfants ; on lui en ôte un ; son lait devient trop abondant, s'altère et cause un accès de folie. Les faits de cette nature prouvent donc qu'il ne faut pas s'en laisser imposer par la quantité de lait qu'une femme devenue aliénée peut avoir, mais qu'il faut faire attention à sa qualité. Cette considération étant établie, nous dirons : 1° que l'état du cerveau dans la folie peut troubler la sécrétion du lait sans diminuer cette sécrétion, et que celle-ci peut seule à son tour favoriser un accès (n° 23) ; 2° que le sevrage prématuré peut aussi produire un accès (n° 24) ; 3° que le même résultat peut être la suite d'un sevrage accompagné d'une grande réplétion des seins, le lait paraissant agir alors par ses qualités et sa quantité sur le cerveau ; 4° que la diminution des seins n'est pas nécessairement suivie de celle du délire (n° 25) ; 5° qu'il y a des sevrages comme des fièvres de lait sans influence sur la folie (n° 26) ; 6° que le sevrage prématuré à la suite d'une lactation abondante et compliquée, d'un travail excessif qui détériore la constitution, peut provoquer une affection mentale (n° 18).

Utérus malade. (Organes génitaux excités.)

Cette influence dépend de lésions organiques qui modifient puissamment tous les systèmes, mais n'agissent pas de la même manière. Une femme n'éprouvait d'excitation cérébrale que lorsqu'une surexcitation avait lieu vers l'utérus, et causait des douleurs suivies d'hémorrhagie. L'accès de délire monomaniaque durait encore trois jours après. Le cancer de l'utérus d'une autre femme était devenu l'objet de sa sollicitude constante, de sa monomanie tout entière, quoiqu'il ne causât pas de douleur (1). Chez le n° 21, c'était un délire probablement entretenu par des ulcérations syphilitiques. Mais il y a des cancers qui n'exercent point d'influence marquée, comme nous le verrons au tableau des mortalités.

Onanisme.

L'onanisme est quelquefois l'effet de l'aliénation mentale ; ainsi une femme se méprend sur le sexe d'une compagne, et la

---

(1) J'ai donné des soins à une dame affectée de squirrhe de l'utérus, et dont toute la folie était concentrée sur cette maladie Elle se créait des craintes imaginaires, des sensations bizarres, des hallucinations de sens divers. L'agitation avait eu lieu, et quelquefois même des idées de suicide s'étaient manifestées. Le traitement appliqué seulement à l'état de l'utérus fit disparaître peu à peu tous ces phénomènes nerveux, et la malade fut rendue à sa famille guérie des symptômes de la folie.

On ne saurait trop appliquer son attention sur les maladies qui causent les affections mentales. Ce travail est destiné à cet objet ; et depuis qu'il est écrit, je ne sais combien de fois j'ai trouvé la confirmation de ce précepte, que la folie, dans beaucoup de cas, paraît seulement suspendue par sa cause, qui réside dans un autre organe que le cerveau ; en sorte que, cette cause étant enlevée, l'affection disparaît en même temps C'est en ce sens qu'il faut entendre le siége de quelques maladies mentales que Pinel fixe dans certains organes abdominaux. C'est aussi dans ce sens que M. le docteur Foville a souvent cité des guérisons de femmes aliénées par le seul traitement des organes génitaux, si sujets, à certains âges, aux écoulements de diverses natures.

recherche par suite de cette illusion ; d'autres fois l'excitation des organes génitaux réagit directement sur le cerveau et provoque les accès de folie. Il y a des cas où les femmes sont à chaque époque menstruelle puissamment influencées par l'utérus, et la simple excitation manuelle de l'organe détermine un accès. S'il vient à se renouveler souvent, les jeunes femmes tombent dans l'hébétude, la maigreur, les convulsions, la paralysie, et leur constitution énervée se relève difficilement de cet état, si même elle n'y succombe (1).

§ II. INFLUENCE DES VOIES DIGESTIVES MALADES.

Observations.

N° 27.

Virquin, trente ans. Manie chronique avec fureur. Entrée en juin 1821. Paraît être tombée malade par les excès vénériens. Depuis trois mois, symptômes gastriques, qui alternent avec un délire furieux, persistant jusqu'à ce que les vomissements se déclarent. Alors cessation de l'agitation et de la fureur ; calme ; mais continuation du délire ; règles peu abondantes, et sans influence. Le jour où les vomissements ont lieu, mouvement fébrile léger, augmentant jusqu'à la fin des vomissements.

N° 28.

Adam, quarante-sept ans. Pour la dixième fois aliénée sous l'influence de chagrins de ménage ; entrant à l'hospice avec un délire tranquille, l'air un peu égaré, conservant de l'embon-

---

(1) La proposition suivante, extraite de ma thèse, résume cette influence.

I. Sur vingt-deux observations d'influences de l'utérus ou de la mamelle sur le cerveau, dans le sens de la folie et pendant la grossesse, les suites de couches, la lactation, le sevrage et des maladies organiques, aucune n'a offert une diminution dans le délire, toutes l'ont provoqué ou augmenté.

point, et ne paraissant souffrir d'aucun point du corps. Le lendemain, bruit, cris et agitation générale. Deux mois presque nue; la tête toujours chaude; prenant souvent des bains, mais sans en éprouver de calme; saignée sans résultat. Après deux mois de cette agitation continuelle, trouble des fonctions digestives; ventre tendu; constipation pendant huit jours, faisant tout-à-coup place à une diarrhée excessive qui, dans vingt-quatre heures, fait aller la malade quinze à vingt fois à la garde-robe. A partir de ce moment, la malade rend compte de ce qui est arrivé; se plaint de coliques violentes; demande de l'ouvrage et passe à l'infirmerie. On laisse aller à dessein la diarrhée pendant quinze jours, afin de ne point empêcher l'effet de la dérivation phlegmasique; mais la maigreur faisant des progrès, on adoucit peu à peu l'inflammation par les lavements, les bains et un régime adoucissant. Après un mois de traitement, guérison de la folie et de la colite.

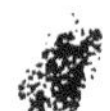

N° 29.

Pierlet, dix-neuf ans; deuxième accès. Manie avec fureur; ne pouvant rien faire ni rien comprendre. Au douzième jour, symptômes de gastrite avec glossite intense; cessation du délire pendant huit jours de la durée de ces inflammations, qui, cédant à un traitement sévère, sont suivies du retour de la folie, à mesure de leur disparition; persistance du délire.

N° 30.

Foussard, trente ans. Lypémanie; mangeant ses excréments et toutes sortes d'ordures. Gastrite intense, faisant craindre pour les jours de la malade; développement d'un abcès à l'une des grandes lèvres, paraissant déterminer la guérison, et de la folie et de la gastrite.

N° 31.

Lejard, trente-six ans. Manie avec agitation. Diarrhée abondante pendant laquelle la manie disparaît. La malade semble guérie; puis tout-à-coup, cessation du dévoiement et retour de la manie. Sortie sans guérison.

N° 32.

Merlin, vingt-six ans. Monomanie aiguë. Gastro-entérite intense marchant simultanément avec la folie. Guérison simultanée de l'une et de l'autre.

Réflexions.

La complication qui nous occupe semble exercer toute espèce d'influence, et à son tour en recevoir de plusieurs manières. Elle agit quelquefois : 1° comme véritable cause de folie; 2° comme provoquant les accès (n° 27), puis ensuite les terminant chez la même malade; 3° les deux maladies marchent ensemble et se terminent simultanément (n° 32); 4° elle fait cesser l'affection mentale chez plusieurs malades; mais nulle part ce fait n'est aussi frappant que dans l'observation n° 28; 5° dans d'autres cas, la phlegmasie gastro-intestinale ne fait que diminuer les accès ou bien les suspend; ces derniers reprennent leur caractère lorsque la complication est passée (n°s 29 et 31); 6° la folie influe sur la phlegmasie gastro-intestinale en diminuant ou voilant ses symptômes (n° 57).

Dans quelques cas, par une perversion singulière des sens et de l'intelligence, les malades mangent leurs excréments. Ces matières, à demi putréfiées et inaptes à l'élaboration chymeuse, agissent sur l'estomac comme de véritables corps étrangers, et donnent lieu à des gastrites plus ou moins intenses, dont le caractère est d'exhaler une odeur épouvantable (n° 30). Dans d'autres cas, la gastrite semble déterminer la folie : cette dernière acquiert un haut degré d'intensité, et voile les symptômes de la première. Les malades mangent, et bientôt les symptômes gastriques, soit qu'ils aient augmenté sous cette influence, soit que le délire ait simplement diminué, reparaissent dans toute leur force. Il faut bien se garder de prendre ces nouveaux symtômes pour une nouvelle gastrite.

Dans d'autres cas encore, des gastrites sont déterminées par une diète de longue durée. Des monomaniaques refusent de manger avec une opiniâtreté constante : des affections de l'estomac en sont le résultat, soit que les sucs de l'estomac sécrétés en plus grande quantité, et non neutralisés par la présence des aliments, agissent comme irritants, soit que le sang, en stagnant dans un organe constamment en repos, y détermine d'abord une congestion qui passe peu à peu à l'état d'inflammation. Mais il faut bien se garder de confondre ces cas avec ces autres malades qui, devenant aliénés sous l'influence d'une gastrite, et les symptômes de cette dernière étant voilés par l'affection cérébrale, refusent de manger, précisément parce que l'estomac est malade (n° 55).

Une maladie comme celle des voies digestives, qui porte son influence sur tous les systèmes de l'économie, doit agir d'une manière plus constamment fâcheuse dans la démence que dans toute autre espèce de folie. La démence en effet est une affection organique profonde ; le cerveau, déjà inapte à ses fonctions, ne peut réagir contre une influence nouvelle, et se laisse entraîner par cette influence.

La vessie semble exercer deux espèces d'influence : l'une, due à une cystite très prononcée, surtout à l'orifice du col, et qui détermine une rétention d'urine : ce cas se trouve assez souvent, et il faut se garder de croire que cette apparence de paralysie soit sous l'influence cérébrale ; elle n'est que l'effet de l'inflammation de la vessie. Chez une malade, l'accès a cessé chaque fois que les urines ont été évacuées. L'autre est secondaire. La vessie a d'abord été sous l'influence directe du cerveau ; il y a eu paralysie ; mais la rétention d'urine qui en est la suite augmente le délire ou affaiblit les facultés. Esquirol en a souvent cité des exemples.

Une observation générale à faire, c'est que, dans la plupart des cas, les symptômes de la folie ont paru augmenter au commencement des maladies des voies digestives, mais ont diminué d'une manière très évidente lorsque ces maladies, par leur intensité, ont exercé une influence sur toute l'économie, et rassemblé pour ainsi dire sur elles-mêmes toutes les forces du sujet. Dans quelques cas, elles n'avaient pas atteint ce haut degré d'intensité; mais elles étaient accompagnées de vomissements fréquents ou de dévoiements abondants qui ébranlaient rapidement tous les organes (1).

§ III. INFLUENCE DES MALADIES DE POITRINE.

Observations.

N° 33.

Philippon, quarante-deux ans. Monomanie ayant débuté par des symptômes gastriques; tristesse, inquiétude pendant un mois, anorexie, fièvre. Troisième accès d'épilepsie; délire, agitation; puis stupeur, silence ou réponses brusques. Le dixième jour de l'invasion du délire, symptômes violents de pleuro-pneumonie; disparition de la stupeur, de l'abattement; grande faiblesse, prostration, réponses justes; rendant compte de son état; guérison de la pneumonie après trois semaines de traitement, sans retour de la folie.

---

(1) Les deux propositions suivantes, insérées dans ma thèse, résument cette influence :

I. Sur cent douze observations de gastro-entérite compliquant la folie, cinquante-deux ont provoqué ou augmenté cette dernière maladie, trente-neuf l'ont diminuée ou ont paru la faire disparaître, vingt et une n'ont exercé aucune action.

II. Dans la manie aiguë, sur dix-huit observations, le délire a paru augmenter chez quatre individus, diminuer chez dix, et il n'y a eu aucune action réciproque chez les quatre autres.

Dans la monomanie aiguë, sur trente-trois observations de gastro-entérite, chez dix-neuf le délire a paru augmenter, chez dix il a paru diminuer, chez quatre il n'y a eu aucune action réciproque.

N° 34.

Bouquet, trente-quatre ans. Monomanie suicide, contrariétés; plusieurs accès de monomanie en 1823. En 1824, dernier accès; symptômes de maladie du cœur; palpitations se manifestant pendant longtemps, et produisant de l'inquiétude avec tremblement nerveux. Disparition de ces accidents sous l'influence de l'emploi de la digitale, des ventouses et des saignées. Symptômes gastriques produisant le même étonnement et les mêmes tremblements. Traitement fructueux, et guérison de l'état cérébral.

N° 35.

Populaire, vingt et un ans, cuisinière; incommodée du charbon, très pléthorique. Suppression des règles, délire violent et général, accompagné d'illusions de la vue; la malade croit être entourée d'ennemis. Application de sangsues au col; saignée sans résultat avant son entrée. A l'hospice, renouvellement de la saignée; symptômes d'inflammation de l'estomac; nouvelle application de sangsues, diète. Le sixième jour, disparition du délire; persistance de la gastrite jusqu'au vingtième jour; convalescence peu franche, absence de règles; congestion continuelle vers la tête, inquiétudes; craintes exprimées par la malade de retomber aliénée. Plusieurs saignées successives. Le deuxième mois de traitement, retour des règles. Sortie par suite de guérison, et sans retour de congestions cérébrales.

N° 36.

Gaillard, trente-deux ans, fille publique. Accès persistant huit mois; absence de règles; hémoptysie paraissant terminer le délire, mais seulement pour quelques jours; retour après la cessation de l'hémoptysie; alternative de la même manière quinze fois en trois mois.

N° 37.

Vachon, trente-deux ans. Monomanie, panophobie. Quatrième récidive, paraissant provenir de la suppression des règles à la suite d'ablutions froides ; agitation violente ; symptômes de phthisie. Diminution du délire à mesure que ces symptômes marchent ; guérison complète de la folie, la phthisie prenant des caractères prononcés et graves (1).

Réflexions.

Les maladies de la poitrine se partagent naturellement en trois classes, d'après leurs influences sur le cerveau : maladies du cœur et pléthore, phthisies, pneumonies. Les maladies du cœur ont semblé augmenter constamment les accès de folie. On trouve la raison de cet effet dans la nature de ces deux maladies : l'une est caractérisée par un afflux de sang ; l'autre siège dans l'organe qui préside à la circulation du sang, et dont l'affection consiste dans l'accélération ou le ralentissement du cours de ce liquide ; deux causes de congestion dans les organes sains, et à plus forte raison, dans ceux qui par leur état malade y sont disposés.

La folie paraît diminuer ou cesser plus souvent sous l'influence d'une phthisie ou d'une hémoptysie que d'une péripneumonie, quoique cependant nous ayons des exemples d'influences avantageuses de la part de cette dernière maladie.

Nous présumons que le même principe qui fait que la folie cède plus facilement à un dévoiement qu'à une gastro-entérite intense, peut être appliqué aux maladies du poumon.

(1) J'ai rapporté l'exemple d'une jeune fille entrée à l'établissement dans un état de manie très prononcé, et affectée en même temps de phthisie assez avancée. Les deux maladies marchèrent ensemble pendant quelque temps, paraissant affaiblir la malade de plus en plus. A la suite de vésicatoires aux bras et à la poitrine, une amélioration eut lieu ; elle s'étendit à la manie et à la phthisie pulmonaire, et les deux maladies parurent peu à peu presque disparaître ensemble. La malade sortit guérie complétement de sa folie, ayant pris un certain embonpoint, toussant encore, et offrant des indices de la présence des tubercules, mais ne rendant plus de crachats purulents ni même muqueux. C'est le seul exemple que je possède où les deux maladies aient paru suivre ensemble la même marche en amélioration. (*Annales d'hygiène*, t. XXIII, loc. citato.)

En examinant ces influences en particulier et en les résumant, nous voyons que les maladies thoraciques agissent sur la folie en l'augmentant (n°s 34 et 35), en l'entretenant (n° 45), en la diminuant (n° 36), en la faisant cesser (n°s 33 et 37).

Une remarque qui s'applique également aux affections des voies digestives, c'est que la proportion des influences avantageuses est beaucoup plus considérable dans la manie que dans la monomanie et la démence, ce qui tient peut-être uniquement à la guérison plus facile en général de la première que des deux dernières.

§ IV. INFLUENCE DES ABCÈS ET ESCARRES.

Réflexions.

En jetant un coup d'œil sur le tableau (1) des escarres et abcès naturels, on remarque un contraste frappant dans leurs influences. Les abcès agissent avantageusement (2); les escarres agissent désavantageusement. Cette différence d'action doit tenir à la nature différente des deux maladies. Les premiers surviennent en effet chez des individus qui sont dans toute l'énergie des sympathies; les secondes, au contraire, survenant souvent sous l'influence de la démence, caractérisent un défaut d'énergie générale, et, par leurs progrès, portent une influence fâcheuse très profonde sur tous les organes.

---

(1) Nous n'avons pas cru devoir publier ces tableaux annexés au travail de M. Bouchet, et dont il parle plusieurs fois. Ce ne sont du reste que des résumés synoptiques des faits contenus dans son mémoire.

(*Note du rédacteur*).

(2) Beaucoup d'auteurs ont rapporté de ces sortes de guérisons. J'ai moi-même (*loc. cit.*) raconté l'histoire d'une demoiselle de cinquante ans, affectée de démonomanie à un très haut degré, et qui parut guérir au bout d'un an de traitement par le seul fait de la formation d'un abcès à l'une des deux joues. La suppuration fut ensuite remplacée par un vésicatoire au bras, et la guérison s'est toujours maintenue jusqu'à ce moment, depuis près de six années.

J'ai vu bien d'autres cas analogues, mais aucun aussi caractéristique et dans des circonstances plus défavorables.

§ V. INFLUENCE DE LA SYPHILIS.

Le nombre des affections syphilitiques n'est pas considérable ; mais elles présentent une seule influence, l'influence désavantageuse, et par conséquent peuvent permettre de tirer une conclusion.

Chez les unes, la maladie a semblé provoquer le délire, soit par la maladie elle-même, soit par le traitement mercuriel ; chez d'autres, l'accès a été entretenu ; enfin chez d'autres, il a augmenté.

L'affection morale qui résulte souvent d'une pareille maladie s'y joint sans doute chez plusieurs malades ; mais il en est où cette maladie paraît n'y être pour rien.

Si nous nous demandons maintenant pourquoi la syphilis xerce constamment une influence fâcheuse sur la folie, à l'inverse des autres maladies qui offrent presque toujours une alternative d'action en bien et en mal, nous en trouverons facilement la raison dans la nature de l'affection. La syphilis est une maladie générale, affectant tous les systèmes de tissus, et ne concentrant pas toute son action sur un seul ; elle n'agit donc plus comme dérivatif. C'est au contraire une cause sur-ajoutée à une autre. L'influence en est désavantageuse.

§ VI. INFLUENCE DE LA CAUTÉRISATION.

Observation.

N° 38.

Léger, quarante-deux ans. Catarrhe pulmonaire depuis longtemps ; gonflement articulaire depuis cinq ans ; manie aiguë. A l'invasion du délire, catarrhe et gonflement articulaire presque disparu ; manie continuant un mois sans changer d'état ; symptômes violents de gastrite ; battements aortiques prononcés ; accroissement du délire et de l'agitation. Traitement de la gastrite avec succès ; mais persistance de la loquacité et du désordre au quatrième mois ; cautérisation à la nuque. Au bout de quelques jours, figure plus calme, mais retour du délire, existant encore un mois après. Diarrhée, suppuration du cautère toujours abondante, puis diminution du délire et retour vers la raison de plus en plus évident ; en même temps, retour de l'embonpoint.

Réflexions. La cautérisation ne peut être bien jugée dans ses effets, puisque nous n'avons que neuf faits, et qu'il y en a dont nous n'avons point suivi la marche, et apprécié l'influence dans tous les détails.

Parmi les faits dont nous avons été témoins, nous avons remarqué : 1° que la cautérisation n'avait aucun effet sur la marche et l'acuité de l'affection cérébrale. L'escarre parcourait toutes ses périodes avec une inflammation franche et une suppuration abondante ; 2° qu'elle pouvait agir en suspendant le délire, lors de l'apparition du pus, ce qui a été manifeste chez un jeune homme ; 3° que l'amélioration, bien que l'escarre suivît une marche régulière, pouvait n'avoir lieu qu'au bout d'un mois, à mesure que la constitution reprend ses forces (n° 38) ; 4° que l'amélioration pouvait survenir immédiatement, cesser, puis revenir, cesser de nouveau et compliquer les causes de mort : nous en avons eu un exemple ; 5° qu'il y avait des cautérisations dont l'escarre ne se détachait pas facilement, dont la suppuration ne s'établissait pas ou très peu, et alors ne faisait qu'augmenter le délire ; 6° qu'il y a encore des cautéris tions qui n'agissaient pas physiquement comme les autres ; mais qui, par la douleur et le frottement qu'elles entraînaient, agissaient principalement sur le moral, à la vérité, instantanément et sans persistance.

§ VII. INFLUENCE DES VÉSICATOIRES.

Les vésicatoires n'ont point une aussi grande influence que la cautérisation : ces moyens agissent d'une manière moins marquée dans les cas un peu graves que dans ceux où la maladie a déjà une tendance à se terminer. Nous avons vu beaucoup d'exemples du premier cas. Nous en avons vu quelques autres du second cas qui ont paru guérir sous cette influence, tantôt seule, tantôt combinée avec d'autres influences.

Le vésicatoire peut aussi augmenter le délire, et par la vue des plaies, et par la douleur du pansement. Nous en avons vu quelques exemples.

§ VIII. INFLUENCE DES DOUCHES (1).

Observation.

N° 39.

Morel, trente-sept ans. Manie. Administration de deux douches de trois minutes chacune. Violentes douleurs à la suite; puis sensation de froid; calme assez prononcé; au bout de quelques mois, vive douleur au cuir chevelu avec chaleur et malaise. Plus tard, à la suite de ces moyens répétés, convalescence, guérison.

Réflexions. Ce moyen, qui agit de deux manières, comme moyen répressif et comme moyen répercussif, n'est point aussi défavorable qu'on pourrait le penser au premier abord; la réaction que l'on redoute tant est plutôt imaginaire que fondée.

Nous nous sommes convaincus que le plus grand nombre des malades en éprouve de bons effets; les uns par la frayeur, les autres par la réfrigération de la tête, qui persiste plusieurs heures et même des journées entières.

---

(1) L'influence des douches est ici considérée comme déterminant une altération quelconque de l'innervation, agissant elle-même sur l'affection mentale, à la manière des maladies intercurrentes. Il en est de même de l'influence de l'électricité et de la musique indiquée aux paragraphes suivants.

Néanmoins on a peine à concevoir comment des malades, fort agités pendant et après cette douche, peuvent en avoir ressenti de bons effets, puisque leur excitation n'a pas changé : cependant ils assurent le fait au milieu de leur convalescence. La douche, outre qu'elle peut exciter immédiatement après son emploi, lorsque les malades refroidis vont de suite au soleil, détermine quelquefois une hémicrânie violente, mais souvent salutaire (n° 39) (1).

§ IX. INFLUENCE DE L'ÉLECTRICITÉ.

Comme les effets de l'électricité sont généralement très dou-

(1) Personne n'a plus préconisé l'emploi des douches dans ces derniers temps que M. le docteur Leuret, qui paraît surtout y attacher l'importance d'une action morale dans les diverses espèces d'affections mentales. Les succès qu'il en a obtenus sont bien faits pour encourager dans l'administration de ce moyen. Toutefois il faudrait se garder de penser qu'il soit toujours d'une innocuité complète, et qu'il n'y ait pas nécessité de saisir certaines indications avant de l'employer. Indépendamment de l'action morale qu'elles exercent, les douches ont aussi pour résultat une excitation physique qui se traduit tantôt par des douleurs de tête, tantôt par une agitation plus grande, tantôt par une torpeur ou une sorte d'engourdissement. On peut comparer alors l'action salutaire qu'elles exercent aux résultats donnés par l'administration des excitants dans certaines inflammations de la conjonctive. Mais comme pour ces derniers cas il faut soumettre leur application à de certaines mesures, prendre garde de développer un véritable état inflammatoire du cerveau qui conduirait bien vite le malade à la démence et même à la paralysie générale, c'est en vue de ces accidents que M. le docteur Foville a préconisé depuis longtemps dans ses écrits et dans sa pratique l'usage des bains d'affusion. J'ai indiqué, dans un autre ouvrage (*Annales d'hygiène publique*, t. XXIII, p. 340), les bons effets que j'ai obtenus des bains administrés d'après sa méthode. Je crois que, sous le rapport moral, sous le rapport de la répression, ils peuvent remplacer les douches dans beaucoup de cas ; mais leur action physique n'est pas la même.

Le traitement général de la folie comporte l'emploi de ces deux moyens, souvent dans des indications différentes.

teux, nous nous contenterons de citer le seul fait où ce moyen ait paru favorable.

Une jeune monomaniaque appelée Chan, âgée de vingt-quatre ans, était en proie à des terreurs imaginaires ; elle pensait à chaque instant qu'on allait la juger et la condamner, et dans sa défiance de toute chose, n'osant rien faire absolument, elle restait continuellement immobile. M. Esquirol, ayant vainement tenté plusieurs moyens de traitement, la fit électriser.

La première séance causa beaucoup d'inquiétudes à la malade, surtout lorsqu'elle se vit placée sur le tabouret électrique ; elle crut qu'on allait la juger. Sa frayeur changea lorsqu'elle vit sortir des étincelles de son corps ; elle se crut au milieu des flammes de l'enfer, et tenta de s'en aller. Une deuxième épreuve eut lieu ; elle en sortit plus confiante et convaincue qu'on ne voulait plus la juger, et qu'elle s'était trompée. D'autres épreuves eurent lieu, et la convalescence commença.

Le retour régulier de la menstruation eut lieu ensuite, et l'application d'un vésicatoire parut consolider la guérison.

§ X. INFLUENCE DE LA MUSIQUE.

Réflexions (1). Quoique l'on ne puisse juger des effets de la

(1) Le simple essai indiqué dans ce paragraphe est assurément trop imparfait pour permettre de tirer la moindre induction de l'effet de la musique sur les affections morales; et, depuis cette époque, il y a eu des tentatives bien autrement probantes à Paris, Rouen, Strasbourg, Nantes, Châlons, etc. On a joint même quelquefois à ce moyen la déclamation, la danse et l'exercice du drame. Généralement on a été content des résultats obtenus par ces moyens, sinon en vue de la guérison des malades, au moins en vue de leur distraction. Il est si difficile, dans quelques établissements, d'occuper la pensée des aliénés pendant la journée !

Toutefois, malgré les succès qu'on a préconisés, malgré le prestige qui les a environnés, qui a séduit jusqu'au public en dehors de la science et des asiles d'aliénés, je pense que ces exercices ne doivent pas être appliqués indistinctement, qu'il faut les soumettre à certaines règles ; que, dans plusieurs cas, ils ne sont pas applicables au traitement des

musique par deux séances où quarante femmes ont été impressionnées par les accords les plus harmonieux, nous dirons néanmoins qu'un grand nombre de malades y ont pris une part active, soit en exprimant le plaisir sur leur visage, soit, comme est arrivé à plusieurs monomaniaques et démentes, en exprimant par des larmes le sentiment de mélancolie qui s'emparait d'elles.

Nous avons encore fait cette remarque, c'est que les morceaux de musique instrumentale que le chant accompagné de piano exprimait, faisaient naître une grande attention, et beau-

---

aliénés, qu'ils lui nuiront même quelquefois d'une manière assez prononcée. La régularisation forcée des actes conduit à la régularisation des sentiments, des affections et de l'intelligence (*Annales d'hygiène*, Statistique des aliénés de la Loire-Inférieure, t. XXIII, p. 349); mais cette régularisation n'est exacte qu'autant qu'elle est appliquée à des faits d'une vérité bien sensible qui rentrent dans la vie normale du malade, qui réveillent le souvenir des impressions endormies ou ressenties autrefois dans l'état de raison.

Je ne disconviens pas cependant que ces divers exercices n'agissent dans certains cas à la manière des dérivatifs généraux, en déployant le foyer de l'excitation organique, en donnant un cours favorable aux fluides de l'économie. Mais il ne faut pas oublier qu'on présente en même temps à beaucoup de malades des images fictives de la vie réelle, dont ils peuvent difficilement saisir l'application.

Il y a donc des indications à saisir dans l'administration de ces moyens qui ne sont point d'une application générale, et doivent toujours être subordonnés à l'état du malade, à la nature de sa folie, à la cause qui l'a produite, etc.

Je n'hésite que rarement à employer la musique chez les aliénés qui s'en sont occupés autrefois, et je l'associe avec tout ce qui peut rappeler leur situation passée : la réunion des deux sexes dans un même salon, la présence de quelques belles voix et d'une instrumentation savante, les morceaux d'ensemble joués ou chantés par les malades eux-mêmes. Mais pour les artisans ou les ouvriers, je m'efforce généralement (à quelques exceptions près) de leur donner les travaux de la profession qu'ils exerçaient; et le dimanche seulement, ou pendant les récréations, quelque musique simple, soit du violon, soit de l'orgue de l'église, se fait entendre pour eux.

coup de femmes composaient leur physionomie sur celle des chanteurs. Le hautbois seul a semblé produire un entraînement général.

Nous avons observé deux influences musicales différentes : la première naissait des airs gais, faciles, où dominait le sentiment et le plaisir; la gaieté brillait alors sur le visage des maniaques et des convalescentes. Les monomaniaques n'y participaient presque pas; la deuxième provenait des airs tendres, et où régnait le sentiment qui parle aux douces émotions. Les monomaniaques paraissaient la ressentir. C'est cette dernière influence qui sembla provoquer la convalescence de Leblais. Cette jeune femme, d'une mélancolie que rien n'avait pu dissiper, se sentit tellement impressionnée que le reste de la soirée elle pleura constamment, voulut travailler le lendemain, et dès ce moment la convalescence commença. Mais l'influence la plus générale provient de l'aspect d'une brillante société, qui paraît prendre le plus vif interêt à la situation des malades.

§ XI. CAUSES DE MORTALITÉ.

Observations.

N° 40.

Melleti, trente-cinq ans. Manie chronique, terminée par une démence avec difficulté des mouvements. Contractions vives, subites, dans le membre supérieur droit, puis abolition complète du mouvement; contractions subites dans le membre supérieur gauche, puis paralysie, mais seulement lorsque le coma est profond; les deux membres inférieurs paraissent se contracter, mais vaguement. Symptômes douloureux vers l'abdomen, difficiles à apprécier.

Autopsie. Adhérence peu étendue de la pie-mère à la substance grise; injection générale de la substance blanche, des corps striés, des cornes d'Ammon; ramollissement dans la partie grise de chaque couche optique peu étendu ; ramollissement commençant de l'estomac ; rougeur prononcée de l'iléon.

N° 41.

Bras-d'Or, soixante-sept ans. Démence ; mouvements de la langue et des membres habituellement gênés, un peu plus du côté gauche. Perte de connaissance subite, chute; parole presque impossible ; en peu de jours, le côté droit devient immobile. Augmentation constante des phénomènes cérébraux ; constipation, puis dévoiement.

Autopsie. Hémisphère droit : plusieurs kystes diversement répandus ; consistance remarquable ; injection générale. En dehors du corps strié et à sa partie supérieure, cavité allongée peu large, contenant une substance molle et d'un blanc sale. Hémisphère gauche consistant, ferme ; substance grise fortement injectée, lobe postérieur très ferme et marbré. En dehors du corps strié, altération jaune contenant une membrane celluleuse. Plusieurs kystes diversement répandus ; épanchements de sang en caillots dans le centre de la couche optique ; parois jaunâtres, molles, pulpeuses.

N° 42.

Poitier, vingt-trois ans. Manie aiguë, convulsions, illusions. (Suite de couches, inquiétudes sur son enfant, absence de fièvre de lait.) Le délire persiste jusqu'à la mort. Il est accompagné de symptômes fébriles très marqués, et se termine par la stupeur et le coma. Quelques vomissements ; ventre un peu sensible. Présomption de tubercules pulmonaires.

Autopsie. Écoulement de sérosité purulente entre les deux lames de l'arachnoïde ; infiltration purulente du tissu cellulaire sous-arachnoïdien ; plaques rouges foncées sur l'hémisphère droit; caillot fibrineux, mêlé de pus dans les veines du sinus longitudinal supérieur et dans la partie postérieure de ce même sinus. Friabilité des parois ; teinte jaune de la substance grise, et teinte rose aux endroits correspondants aux plaques rouges ;

substance blanche un peu injectée; quelques tubercules pulmonaires.

N° 43.

Gouillard, trente et un ans. Manie aiguë, illusions. Délire continuel jusqu'à la mort : suspension momentanée de l'agitation ; mais illusions constantes. Expectoration épaisse, purulente, matité du côté gauche ; douleurs abdominales et dévoiement. Ces deux dernières séries de symptômes ont constitué pendant plusieurs jours par leur prédominance sur les phénomènes cérébraux de véritables paroxysmes. Dans les intervalles, le délire et l'agitation prédominaient. Les trois séries de symptômes ont fini par marcher ensemble, et accabler pour ainsi dire la malade.

Autopsie. Plaques rouges dans la méninge, correspondant à des injections pointillées de la substance grise sur un fond rosé, qui est la coloration générale de la substance. Le reste du cerveau a une teinte rose moins foncée. Arachnitis de la base. Tubercules crus et en suppuration, formant des cavités dans le poumon gauche ; injection générale de la muqueuse gastro-intestinale ; masses tuberculeuses dans les deux reins.

N° 44.

Housset, cinquante-trois ans. Manie aiguë ; hallucinations de l'ouïe et de la vue. Délire continuel et fébrile jusqu'à la mort, mais avec diminution. Quelques symptômes thoraciques relatifs à une expectoration abondante, et une dyspnée assez forte.

Autopsie. Injection des méninges et des deux substances cérébrales ; poumon gauche rouge et injecté à sa partie postérieure ; injection légère des points saillants de la muqueuse gastro-intestinale.

N° 45.

Mounard, vingt-deux ans. Manie aiguë, illusions, hallucinations. Délire persistant jusqu'à la mort, mais très léger à ce dernier moment. Crachats muqueux, sanieux, roussâtres ; matité de la poitrine ; douleurs abdominales et dévoiement. Ces deux dernières séries de symptômes ont été sans cesse en augmentant.

Autopsie. Injection des méninges, teinte rosée et densité de la substance grise teinte d'un jaune grisâtre et mollesse de la partie inférieure du cervelet. Adhérences des deux plèvres par un tissu membraneux rouge et injecté ; hépatisation des deux lobes supérieurs, et présence de tubercules crus et en suppuration ; ulcération et rougeur intense dans le larynx, la trachée et les bronches ; ulcération dans le pharynx ; ramollissement de l'estomac dans son grand cul-de-sac avec injection environnante. Traces de vaisseaux seulement sur la partie ramollie ; 150 à 200 ulcérations dans différents points de l'intestin grêle.

N° 46.

Besnard, vingt-huit ans. Manie aiguë, suite de couches. Agitation depuis cinq jours ; absence de lait ; diminution du délire au bout de trois jours ; puis sa disparition. Symptômes de phthisie se développant et augmentant toujours ; hémoptysie fréquente, dévoiement, marasme. Mort.

Auptosie. Substance grise peu rosée, adhérence des deux plèvres ; œdème des deux lobes inférieurs des poumons ; hépatisation des deux lobes supérieurs, farcis de tubercules crus et en suppuration. Estomac rouge à l'intérieur ; ulcération à la fin de l'iléon et dans le colon transverse.

N° 47.

Cauchoix, quarante ans. Manie chronique. Cesse d'en offrir les symptômes trois ou quatre fois dans l'espace de trois semaines. Symptômes thoraciques et abdominaux chroniques, alternant avec le délire, et finissant par le dominer et entraîner la mort, qui a lieu sans délire.

Autopsie. Rougeur de l'arachnoïde et injection de la substance grise ; tubercules suppurés et cavités dans les deux poumons; ramollissement de l'estomac; ulcérations dans les intestins.

N° 48.

Lejeune, quarante-deux ans. Démence; disposition paralytique, croissant jusqu'à la mort. Paroxysmes tous les soirs, obscurs dans le principe, mais bientôt dessinant une gastro-entérite intense, dont les symptômes deviennent de plus en plus évidents jusqu'à la mort.

Escarre au sacrum, faisant des progrès constants.

Autopsie. Méningite chronique, endurcissement du cerveau; ramollissement de l'estomac; injection des intestins grêles; escarre très profonde au sacrum.

N° 49.

Galinet, trente-quatre ans, hérédité, fille publique. Erotomanie; illusions; rémittence sous l'influence de symptômes thoraciques et abdominaux qui persistent jusqu'à la mort. La phthisie domine la gastrite et la folie.

Autopsie. Méningite; adhérences légères à la substance grise; consistance de la substance blanche du cerveau. Tubercules suppurés et cavités dans les deux poumons. Ramollissement de l'estomac; ulcérations vaginales et rectales.

N° 50.

Hellitas, quarante-cinq ans : manie; démence; difficulté des mouvements; froid ex essif, assoupissant la malade; perte de connaissance; rémission; coma; mort. Aucune trace apparente d'affection dans les autres viscères.

Autopsie. Méningite chronique; endurcissement de la moelle allongée; injection générale du cerveau; teinte rosée de la substance grise et adhérences aux méninges; hépatisation grise du poumon gauche.

N° 51.

Le Rondeau, trente-cinq ans : lypémanie aiguë; gastro-entérite, obscure dans le principe; agitation extrême; diminution de l'agitation; affection des voies digestives, devenant alors très manifeste et entraînant la mort.

Autopsie. Injection des méninges; teinte rosée de la substance grise superficielle; injection de la substance blanche; au-devant du ventricule de l'hémisphère gauche, point très injecté à vaisseaux très dilatés, semblant près de donner lieu à une hémorrhagie; plaques rosées dans l'intestin et dans l'estomac.

N° 52.

Chopinot, cinquante et un ans : manie chronique dont l'invasion date d'un temps très éloigné, et dont les signes sont des accès de fureur très caractérisés, alternant avec des temps d'un calme incertain.

Pneumonie intense, avec gastro-entérite. Dans les cinq derniers jours, réponses justes; expression riante de la face; assurance constante d'un état de santé imaginaire; mort.

Autopsie. Méningite chronique du cerveau et du cervelet; hépatisation dans tout le poumon gauche avec commencement dans le droit; gastrite légère.

N° 53.

Bruce, quarante ans : monomanie aiguë; lypémanie; stupeur profonde; regard inquiet; silence absolu; incertitude sur l'état des autres organes; abattement; prostration générale et mort.

Autopsie. Méningo-cérébrite aiguë prononcée; entéro-colite aiguë très prononcée aussi; traces d'affection paraissant vénérienne au col de l'utérus et aux amygdales.

N° 54.

Pitt, trente-six ans : démence avec exacerbation; paralysie

bornée à la gêne des mouvements; symptômes obscurs vers l'abdomen; sensibilité vague.

Autopsie. Méningite chronique; réplétion des vaisseaux; endurcissement de tout l'encéphale, formant une vraie lésion; injection forte des intestins.

N° 55.

Charpentier, cinquante-deux ans : lypémanie suicide, développée presque instantanément à la suite d'une chute dans l'eau; maladie croissante jusqu'à la fin, et semblant se terminer par une torpeur des facultés intellectuelles; symptômes abdominaux légers, développés à la suite d'une longue abstinence et augmentant dans les derniers jours.

Autopsie. Infiltration de sang dans les méninges; substance grise piquetée sur un fond rose. Circonvolutions bombées et comme gonflées; substance blanche injectée, mais beaucoup moins que la substance grise. Généralement injection plus forte à gauche qu'à droite; un peu de sérosité dans les ventricules; corps strié, aussi rouge que la substance grise surperficielle; injection du cervelet; engouement des poumons; injection pointillée et rougeur intense de l'estomac; membrane muqueuse épaissie. Injection des intestins.

N° 56.

Bressier, cinquante-cinq ans; manie; démence; accès et cris continuels, persistant jusqu'à la mort; symptômes abdominaux légers, augmentant un peu sur la fin.

Autopsie. Injection sanguine et infiltration séreuse avec épaississement des méninges; injection générale du cerveau avec augmentation légère de consistance. Hépatisation rouge au sommet des deux poumons; pleurésie aiguë à la partie inférieure des deux côtés; membrane muqueuse œsophagienne, gastrique et intestinale plus ou moins rouge et injectée.

N° 57.

Leblanc, trente-huit ans; manie chronique, suite de couches, persistant jusqu'à la mort, mais singulièrement affaiblie dans les derniers temps; offrant ce caractère, que le délire diminue chaque fois que les symptômes abdominaux augmentent, et *vice versâ;* cette circonstance se présente d'une manière assez exacte pendant plusieurs jours. Affection aiguë pulmonaire, seulement bien saillante dans les derniers moments, où le délire ne domine plus. Symptômes d'une violente gastro-entérite.

Autopsie. Épaississement marqué des méninges; injection de ces membranes; infiltration de la substance cérébrale; pleurésie récente à droite; ulcérations dans tout le conduit aérien; poumons farcis de tubercules; ulcérations aux amygdales; traces d'une gastrite à différents degrés; ulcérations dans le canal intestinal, le long de la grande courbure; ulcérations nombreuses vers le rectum.

N° 58.

Guéné, vingt-six ans; lypémaniaque pour la deuxième fois. Depuis dix mois, abattement et torpeur; silence obstiné; toujours assise sur sa chaise, le dos courbé en avant. Symptômes de phthisie, ne paraissant que lorsque la maladie est très avancée; alors lypémanie, passant de la stupeur à l'excitation, et pendant les dix jours qui précèdent la mort, délire continuel et agitation, en même temps que les symptômes de phthisie s'aggravent. Dévoiement.

Autopsie. Cérébrite avec adhérences; cavernes et ulcérations dans les poumons et les bronches. Les deux parenchymes étaient envahis par les tubercules jusqu'à leurs bases (1).

---

(1) La nécessité d'abréger la description des observations nous a fait bien souvent mettre l'expression de notre conclusion à la place du détail des choses qui la motivaient. Il ne faudrait donc pas donner aux mots dont nous nous sommes servis souvent, *phlegmasies cérébrales, cérébrites, méningites*, etc., tout le sens qu'ils ont généralement dans la science, et en déduire l'idée que nous nous serions formée de la nature de la folie dans toutes ses phases. Le mot inflammation et ses équivalents ont été

RÉFLEXIONS.

MANIES.

Influence cérébrale causant la mort.

Tout le monde sait que, presque toujours, la folie débute par des prodromes où tous les systèmes sont plus ou moins ébranlés : ainsi, le système digestif, dont les fonctions sont troublées secondairement ; le système du sang, dont la circulation est plus ou moins accélérée et produit souvent ces douleurs précordiales dont beaucoup de femmes, surtout les monomaniaques, se plaignent ; le système de la respiration, dont les fonctions sont altérées par des pandiculations, des soupirs et une espèce d'oppression ; le système des sécrétions, dont les fonctions, le plus généralement, diminuent ; le système locomoteur, qui est plus ou moins fortement modifié, et où l'on voit la faiblesse, la gêne des mouvements succéder à des actions rapides et désordonnées des différents muscles.

entendus diversement par les auteurs, qui y ont attaché un sens plus ou moins restreint, plus ou moins étendu. Il est employé ici dans ce dernier.

S'il fallait le restreindre, au contraire, je le bornerais, quant au cerveau des aliénés, à ces états où la désorganisation du tissu commence, pour continuer ensuite, comme dans le ramollissement superficiel, les adhérences du cerveau aux méninges, que caractérisent des symptômes assez analogues à ceux des ramollissements disséminés et profonds décrits surtout par M. le professeur Lallemand. Je conserverais le terme de congestion cérébrale pour les cas où l'injection et les différentes teintes décrites sont seulement manifestes, qu'elles soient primitives ou consécutives.

En sorte que la folie serait bien quelquefois une des formes de l'inflammation du cerveau, mais pas le plus ordinairement. L'inflammation serait plutôt une de ses terminaisons, et son état propre serait l'une des formes si variées de la congestion cérébrale. Ce sujet est si grand, du reste, que je ne puis que l'indiquer en passant, en renvoyant aux auteurs qui s'en sont occupés, et notamment à MM. Lallemand, Foville, Falret, Voisin, etc., dont je suis disposé à adopter généralement les conclusions.

Si telle est déjà cette influence du cerveau malade sur les autres systèmes, elle doit devenir plus redoutable à mesure que les lésions de cet organe deviennent plus fortes : c'est ce que semble prouver positivement l'observation n° 42. Elle démontre qu'une manie aiguë peut causer la mort, par la seule affection cérébrale, sans être nécessairement aidée par d'autres lésions ; car on doit tenir peu de compte des altérations trouvées ailleurs que dans le cerveau. La compression de cet organe, qui en a été le résultat, en anéantissant peu à peu ses fonctions, lui a ôté le pouvoir de diriger l'action des autres organes. Ainsi, peu à peu, la respiration se ralentit ; le cœur ne bat plus que faiblement, irrégulièrement ; les fonctions digestives, moins nécessaires, ne s'exercent plus qu'en désordre, et celles des autres systèmes tombent dans l'affaissement.

MONOMANIE.

Influences cérébrales causant la mort.

Chez les monomaniaques, on voit souvent de tout autres effets. Leur cerveau imprime aux appareils organiques des effets relatifs à la situation fixe, à laquelle il est condamné lui-même, soit qu'il travaille continuellement sur une idée dominante, absorbant à son profit tout travail organique, soit encore que son action, toute concentrée sur lui-même et n'entraînant que peu de manifestation extérieure, détermine l'immobilité des muscles, l'affaiblissement des autres organes et une sorte de torpeur générale qui, souvent, est suivie de lésions diverses.

Il est donc rare que les monomaniaques succombent à la maladie cérébrale. Cependant on en trouve quelques cas ; mais alors la monomanie prend ordinairement certains caractères de la manie ou de la démence.

Mais une autre modification, plus morale que physique, est cette volonté forte, inébranlable, d'un monomaniaque pour terminer son existence, soit par un moyen expéditif, soit par une abstinence longue et pénible. Il ne paraît pas sentir le besoin des autres organes ; ou, s'il le sent, c'est à un degré où la volonté dominante est même inattentive à la douleur. Bien plus, quelquefois la perception de cette douleur agit si défavorablement sur le cerveau, que sa détermination, qui n'est autre qu'un des caractères de l'affection mentale, n'en devient que plus profonde et plus tenace (n° 55).

Mais il y a des cas où, au contraire, les monomaniaques, épouvantés de l'état où ils se trouvent et craignant cette mort qu'ils ont tant désirée, changent tout-à-coup leurs idées, et s'abandonnent aux soins qu'on leur donne. Souvent alors, ils sont parvenus à un degré de marasme tel, que les lésions développées dans les organes suivent leur cours, et tous les secours de l'art deviennent infructueux.

MANIES.

Influence cérébrale jointe à d'autres maladies.

1° *Phthisie.* Il est souvent difficile d'établir lequel des organes, poumon ou cerveau, est le plus actif comme cause de mort; le plus ordinairement, il n'y a rien de bien tranché à cet égard. Tantôt, dans un paroxysme, le cerveau est excité, et les symptômes de phthisie diminuent; tantôt c'est l'inverse (n° 43) qui a lieu.

D'autres fois, la phthisie domine quelques jours, puis diminue lorsque le cerveau reprend son exaspération; et ce dernier cède pour quelque temps à l'acuité de symptômes abdominaux, qui bientôt disparaissent, laissant le poumon et le cerveau reprendre le dessus (n° 47).

2° *Gastro-entérite.* Dans l'application de cette influence, la liaison d'action entre le cerveau et les organes digestifs n'est pas aussi remarquable que dans la phthisie. Son rôle n'est que secondaire, comme agissant directement sur le cerveau; mais il est le premier, comme cause de mort générale, par son action sur la nutrition et toute la constitution du sujet. Cette ignorance où l'on est de lésions sur le vivant, par suite de l'obscurité des signes sensibles, doit mettre en garde, lorsqu'on voit le malade maigrir, quand même il mangerait encore (n_{os} 44 et 56).

Une inflammation des voies digestives, même chronique, peut aussi, elle, voiler le délire, et même la phthisie pulmonaire pendant quelque temps, jusqu'à ce que cette dernière, faisant des progrès (n° 47), entraîne directement la mort du sujet.

MONOMANIES.

Influence cérébrale jointe à d'autres maladies.

1° *Phthisie pulmonaire.* L'affection du cerveau, dans ce genre de folie, peut, par la torpeur, l'inaction et la disposition lymphatique qu'elle semble produire, favoriser beaucoup le développement de la phthisie pulmonaire. Cette phthisie finit par devenir la cause déterminante de la mort; mais en excitant le cerveau, elle le fait concourir à ce résultat. La malade qui fait le sujet de l'observation 49 démontre clairement l'influence réciproque des affections des deux organes, alternant souvent ensemble, et compliquées ensuite par une gastro-entérite, qui n'a fait qu'augmenter les deux maladies déjà existantes, et aider à leur terminaison fatale (1).

---

(1) J'ai indiqué dans le mémoire déjà cité des *Annales d'hygiène*, page 371, l'influence funeste que la pneumonie exerçait sur les aliénés, et notamment sur les lypémaniaques. Cette influence s'exerce obscurément, bien que rapidement, et souvent le malade est emporté quand à peine quelques symptômes encore vagues ont commencé de fixer l'attention. On ne saurait trop recommander d'examiner les organes de la poitrine chez les aliénés dès le commencement de la maladie mentale, chez ceux surtout dont toutes les manifestations sont incertaines, vagues, et enveloppées d'un voile qu'il est parfois si difficile de soulever.

Sur 106 fois, l'autopsie avait démontré 36 maladies des organes de la poitrine comme causes de mort, sur 69 femmes, et 13 sur 37 hommes; et parmi ces maladies de poitrine figurent 16 pneumonies chez les femmes et 8 chez les hommes.

M. le docteur Thore, dans le numéro de juillet des *Annales médico-psychologiques*, a traité ce sujet avec des détails qui ne laissent rien à désirer.

2° *Gastro-entéro-colite.* Les monomaniaques sont plus sujets aux phlegmasies des organes digestifs, pendant leur délire, que les maniaques. Cela tient peut-être à la situation du monomaniaque, diamétralement opposée à celle du maniaque. L'une est souvent l'immobilité ; l'autre est le mouvement continuel. Dans cette dernière, tous les principaux organes sont exercés ; dans la première, il n'y en a guère que deux en exercice : le cerveau et l'estomac.

L'immobilité et l'absence de secousses abdominales gênent beaucoup la circulation de la veine porte et favorisent la stase du sang ; la contraction du tube digestif étant seule alors à aider la circulation abdominale, le travail de la digestion devient beaucoup plus pénible à opérer, et la disposition prochaine aux inflammations s'établit.

Du reste, la monomanie, en provoquant le développement d'une phlegmasie gastro-intestinale, peut s'aggraver elle-même sous cette nouvelle influence ; ensuite, les deux maladies peuvent marcher simultanément et déterminer la mort, sans qu'il soit facile de distinguer la part de chacune d'elles dans ce résultat (n° 55).

DÉMENCES,

Causes de mort.

Dans cette affection mentale, il est bien certain que la mort peut avoir lieu par le cerveau, mais non toujours de la même manière. Ainsi, elle vient quelquefois promptement; c'est le cas de la congestion cérébrale hémorrhagique (n° 50). Le cerveau cesse de vivre rapidement encore, lors de l'hémorrhagie par rupture. Ces cas sont assez communs ; et telle altération du cerveau qui eût produit une mort lente et graduée, cause souvent ce résultat en peu de temps par un épanchement de sang (n° 41).

Une induration, surexcitée par une simple congestion cérébrale, la produit encore (n° 54); les ramollissements, lorsqu'ils ont une certaine étendue, peuvent à eux seuls causer la mort;

les tumeurs la produisent également, mais peu à peu, et avec des phénomènes antérieurs, qui annoncent leur développement progressif.

Dans ces terminaisons des affections cérébrales des aliénés, il faut encore tenir compte de ce qui se passe dans les autres systèmes de tissus, suivant que la terminaison est brusque ou lente, qu'elle est entièrement due au cerveau, ou qu'elle est aidée par la maladie d'un autre organe.

Dans le premier cas, bien que la mort soit entièrement due au cerveau, on trouve cependant quelquefois des lésions d'autres organes, mais sans proportion avec un résultat aussi grave, soit à cause du peu d'importance des lésions, soit à cause du rôle secondaire que joue l'organe atteint dans les phénomènes de la vie.

Lorsqu'une terminaison prompte est aidée par la maladie d'un autre organe, tous les systèmes ont déjà été généralement modifiés par cette maladie. Ils ont éprouvé une atteinte plus ou moins profonde, sans qu'elle soit cependant plus localisée dans un endroit que dans un autre. Dans cet état de choses, tous les organes sont facilement entraînés, sans réaction possible, dans la terminaison brusque, causée directement par la lésion instantanée du cerveau, quand même celle-ci ne serait pas par elle-même d'une nature très grave.

Lorsque la mort survient lentement par le cerveau, on voit généralement encore l'ensemble de l'économie affecté successivement, comme dans le cas précédent; mais l'influence de l'encéphale sur les autres organes n'a pas lieu seulement en affaiblissant la vie propre de ces organes. Elle agit encore, en rétrécissant leurs rapports de relation, en diminuant les réactions pathologiques qui les unissent entre eux. Le dément est non seulement privé de l'intelligence qui le met en rapport avec le monde extérieur, il est encore privé de cette sensibilité interne qui dirige et coordonne, dans une même action, les organes de la vie de nutrition. Ces derniers se trouvent ainsi dans les dispositions les plus favorables aux phlegmasies, abandonnés qu'ils sont à toutes les causes de destruction qui les entourent.

DÉMENCES,

Causes de mort avec d'autres maladies.

1° *Maladies thoraciques.* Les deux ordres d'affections marchent indépendants l'un de l'autre, ou bien ils entretiennent entre eux un rapport de sympathies, manifeste ou peu apparent, bien que la mort en soit le résultat. Nous avons vu des pneumonies marcher avec la maladie cérébrale, simultanément, jusqu'à la fin. Dans d'autres cas, la phthisie pulmonaire était l'affection essentiellement dominante, la démence cessait alors de présenter, comme dans le premier cas, une certaine excitation. Dans d'autres circonstances, au contraire, nous avons été surpris de voir, à l'autopsie, des phthisies fort avancées qui avaient à peine paru exister sur le vivant. Une fois, l'asphyxie termina la vie d'une démente. Elle était âgée de vingt-trois ans; elle perdit connaissance, et fut affectée de secousses, convulsions du côté droit. A la suite d'une saignée de la membrane pituitaire, une partie du sang fut inspiré; il passa dans les bronches, augmenta la dyspnée, et par suite la congestion cérébrale. La mort survint promptement (1).

(1) Une cause de mort non indiquée ici, c'est celle qui est le résultat des affections du cœur et des gros vaisseaux. Ces affections compliquent, en effet, bien souvent la démence et surtout la démence sénile. Il est rare qu'on ne trouve pas dans ce dernier état quelques lésions de ces organes plus ou moins anciennes.

Cela est si commun, qu'on serait tenté de croire à une certaine liaison dans la formation des altérations pathologiques qui caractérisent les deux affections, soit que les dilatations ou les hypertrophies des ventricules du cœur, et les ossifications des valvules ou des vaisseaux viennent à déterminer, en gênant la circulation du sang, ces congestions cérébrales si fréquentes qui précèdent et accompagnent les démences, et sont suivies d'indurations partielles ou générales, d'épanchements disséminés, de ramollissements de la substance cérébrale; soit encore que, le point de départ provenant du cerveau lui-même, la congestion, en altérant

2° *Gastro-entéro-colite.* Nous ne répéterons pas ce que nous venons de dire, en général, de l'influence du cerveau sur toute l'économie : seulement, nous avons souvent observé que les individus affectés de démence sont, pendant des années, atteints de phlegmasies chroniques dont on ne soupçonne point l'existence ; que ces phlegmasies peuvent passer par tous leurs degrés sans en être plus évidentes ; qu'elles finissent par amener une maigreur excessive, et même le marasme, par l'absence d'une digestion convenable, et conséquemment une assimilation de mauvaise nature. La femme qui fait le sujet de l'observation (n° 48), depuis longtemps sous l'influence d'une gastrite, n'avait offert de signes fâcheux que ceux de l'accroissement de la démence ; le ramollissement de l'estomac, dont elle était at-

---

peu à peu son tissu, y fit participer les vaisseaux en les indurant, les ossifiant, gênant la circulation du crâne, et par suite celle de tout le système sanguin, et en produisant consécutivement ces altérations du cœur et des gros vaisseaux, qui, dans d'autres cas, paraissent primitives. Il est certain que, dans toutes les démences séniles, et même dans les démences simplement anciennes, les artères du cerveau sont toujours plus ou moins ossifiées, quand même le cœur et les gros vaisseaux ne sont pas eux-mêmes altérés. Dans l'appréciation de cette cause de mort, il faut donc tenir compte des unes et des autres altérations, et ne pas craindre d'attribuer ce résultat à des lésions des organes de la circulation en apparence légères, lorsque l'action de ces lésions aura été aidée par un état cérébral pathologique. C'est surtout dans les cas de mort subite qu'il faut les invoquer. Bien rarement, en effet, la mort subite est due au cerveau ; les plus grands désordres de cet organe, survenant tout à coup, sont encore ordinairement suivis de plusieurs heures d'existence avant d'amener ce résultat. Mais il n'en est pas de même des lésions du cœur. Le propre de ces lésions est, à certaines époques données, de suspendre tout à coup le cours du sang, et par suite d'anéantir toute action nerveuse et respiratoire. C'était une opinion très ancienne que la mort subite survient toujours par la paralysie du cœur. Cette opinion, citée par Morgagni dans ses *Lettres sur les morts subites*, lui fait discuter dans ce sens la mort par le cerveau et la mort par le cœur. A l'appui de ses idées, il cite plusieurs autres célèbres médecins qui les partageaient.

teinte, avait complétement été voilé. Sur les 21 démences, 10 ont présenté des ramollissements de l'estomac, c'est-à-dire près de la moitié. Cette proportion énorme donne une juste idée de la fréquence du désordre chronique du système digestif chez les aliénés. Plusieurs de ces altérations existaient depuis plusieurs années peut-être. Dans l'observation (n° 40), l'estomac était cousu de cicatrices linéaires, fibreuses, d'ancienne date; il n'y avait plus de membrane muqueuse; le peu qu'il en restait était très ramolli. Cependant aucun symptôme antérieur n'avait décelé une lésion de l'estomac. La malade mangeait même assez bien jusqu'au douzième jour avant la mort. C'est alors que, dans beaucoup de cas, l'altération de l'estomac provoque les derniers symptômes cérébraux, mais qui n'agissent point autant que celle-ci dans l'accomplissement de la mort. Il n'est pas sans intérêt aussi de remarquer la différence qu'il y a entre l'action des gastrites simples et celle des gastrites avec ramollissement.

Toutes ces dernières ont augmenté la démence, soit en provoquant une excitation cérébrale, soit en déterminant un affaissement du cerveau et de toute l'économie, tandis que les premières, tantôt augmentent, tantôt diminuent l'affection cérébrale (1).

Les premières sont, en effet, de nature à causer la mort directement, en portant une atteinte profonde sur tous les organes de l'économie. Les deuxièmes, au contraire, pouvant guérir, n'étant pas toujours et nécessairement des causes de mort, agissent, dans plusieurs cas, comme de véritables inflammations dérivatives de la phlegmasie chronique du cerveau, en la dimi-

(1) Germain avait préparé un long travail sur les ramollissements de l'estomac, basé sur un grand nombre d'observations recueillies à l'hôpital des Enfants-Trouvés, où il avait été élève interne. La perte de ces matériaux, ou au moins leur non-publication, est fâcheuse pour la science.

nuant plus ou moins. Le peu de forces réactives qu'offre une constitution déjà appauvrie rend ordinairement ces efforts infructueux. Une femme en démence, par la position fixe qu'elle occupe souvent dans le lit, par son immobilité presque constante, retarde beaucoup la circulation veineuse abdominale ; et alors la stase du sang qui en résulte, le séjour de quelques parties nutritives restées dans le grand cul-de-sac de l'estomac, siége ordinaire des ramollissements, la compression continuelle du foie, deviennent autant de causes qui disposent aux phlegmasies et les entretiennent.

Parmi ces phlegmasies, les unes ont joué le rôle principal, comme causes de mort; dans d'autres cas, l'état cérébral a paru exercer la plus grande influence. Quelques unes ont marché simultanément avec l'affection cérébrale, s'aidant et s'aggravant réciproquement. Sous ce rapport, nous avons pu faire une distinction entre les inflammations gastriques simples, les inflammations gastro-intestinales et les entéro-colites. Il est rare que les premières n'entretiennent pas un rapport sympathique direct avec le cerveau ; les autres ont avec ce dernier une liaison moins étroite. Nous pourrions citer des observations où les gros et petits intestins, criblés d'ulcérations, dénudés de leurs membranes et comme ramollis, ne paraissaient pas avoir eu d'autre liaison avec le cerveau que celle de concourir avec lui à la mort de tous les organes. Ce que nous disons ici relativement aux ramollissements de l'estomac peut être appliqué aux escarres profondes et larges qui surviennent si souvent dans les démences (1).

---

(1) Les propositions suivantes, extraites de ma thèse, résument ainsi les causes de mort :

I. Sur cinquante observations complètes de folie, huit affections cérébrales ont paru, seules, causer la mort; treize conjointement à d'autres maladies, et vingt-neuf où l'affection cérébrale a exercé peu d'influence.

II. Les complications auxquelles succombent les fous sont plus particu-

§ XII. CONSÉQUENCES PRATIQUES.

Menstruation.

D'après ce que nous avons dit à l'occasion de son influence sur la folie, diverses observations de cette fonction offrent d'importantes indications à remplir.

1° Rappeler les règles de suite, dans le cas où une manie, une monomanie, une démence aiguë éclatent subitement sous cette influence; continuer les mêmes soins à la deuxième, troisième, quatrième époque, jusqu'au rétablissement régulier de l'écoulement; mais nécessité en même temps de combattre énergiquement la violence du délire.

2° Prévenir les congestions cérébrales, migraines, convulsions qui se manifestent dans ce cas, en faisant usage de dérivatifs rubéfiants loin de la tête, en vésicant instantanément, par exemple, le haut des cuisses, en employant un régime adoucissant, et des distractions qui n'appliquent point le cerveau.

3° Diminuer et même supprimer l'hémorrhagie utérine qui cause parfois la folie, même furieuse; y suppléer par des saignées au besoin.

4° Dans quelques cas, établir une forte dérivation à la peau, dont le résultat peut être de diminuer le délire, et par suite de déterminer l'écoulement des règles.

5° Dans le cas de la suppression de la menstruation, due au cerveau malade, combattre la phlegmasie cérébrale immédiatement par les moyens appropriés; faire aussi tous ses efforts, à chaque époque, pour décider le retour des règles (1).

---

lièrement des phthisies et des gastro-entérites. Les manies et les monomanies présentent plus de phthisies, les démences plus de gastro-entérites.

La note que j'ai insérée à la page 206, et qui est relative au mouvement des aliénés de la Loire-Inférieure, donne beaucoup plus d'action aux affections de poitrine, et spécialement aux pneumonies.

(1) Chez les aliénées dont la constitution est appauvrie soit par leur état ordinaire, soit par le résultat même de la folie, comme dans la

Grossesse. Suite de couches. Lactation.

Ces trois ordres d'influences ont agi de la même manière sur la folie. Toutes en ont provoqué les accès; il n'y a pas même de différence d'action selon la forme de la maladie mentale.

Qu'en devons-nous conclure? Le plus ordinairement, les grossesses devront être défendues par le médecin. Lorsque l'accouchement aura eu lieu, tout devra être employé pour maintenir l'écoulement des lochies; tout devra être employé pour les rappeler, si elles ont été supprimées. Pendant la fièvre de lait, les plus grandes précautions devront être prises pour maintenir cette nouvelle fonction de la mamelle. Lorsque l'époque du sevrage sera arrivée, il faudra redoubler de précautions, remplacer cette évacuation par une autre, et l'irritation, qui en est souvent la suite, par une autre irritation. Si la folie est déclarée, il faudra considérer la malade en état de sevrage et employer le même moyen, puisque les qualités du lait sont dénaturées, et que l'enfant refuse ordinairement le sein.

Le principal soin à apporter dans ces différentes circonstances sera d'empêcher toute espèce d'affection morale; et ces précautions seront d'autant plus rigoureusement observées que le sujet sera plus susceptible, présentera plus souvent des inégalités dans le caractère ou aura déjà été affecté de folie.

Affection des voies digestives.

En embrassant d'une manière générale cette affection dans

---

plupart des lypémanies, je crois que le plus souvent il ne faut pas user immédiatement de ce moyen. Je préfère de beaucoup recourir à l'administration des ferrugineux sous plusieurs formes et avec persistance. Ce n'est qu'après le retour des forces et d'un certain nombre d'habitudes des malades que je recours aux applications régulières de sangsues.

Il ne faut pas non plus y recourir de suite dans les manies ou les monomanies avec excitation; il faut attendre que cette complication, traitée par les moyens ordinaires, soit passée.

son influence sur les divers genres de folie, nous verrons qu'il faut se comporter différemment, selon le temps où elle se développe, l'espèce d'influence qu'elle exerce, le genre de folie qu'elle complique.

Si elle a précédé l'affection cérébrale, il faut bien s'assurer d'abord si elle existe encore, et, quoique l'on n'aperçoive plus de symptômes apparents, ne pas se presser de conclure qu'elle n'est pas ou qu'elle est légère : on la verrait bientôt apparaître avec un cortége de symptômes effrayants. Reconnue, il faut la combattre immédiatement par tous les moyens possibles. Si elle survient pendant le cours de la folie, on devra observer et apprécier son influence. Est-elle avantageuse ? on la maintiendra, on modérera seulement les symptômes, s'ils deviennent trop violents. Est-elle désavantageuse ? on la combattra par tout ce qu'il y a de plus énergique. Les deux affections marchent-elles simultanément sans aucune influence réciproque? il faut les combattre vivement l'une et l'autre. D‹ ux maladies de cette nature, qui ne se contrarient pas dans leur marche, devront porter rapidement une influence funeste sur le reste de l'économie. Si l'affection mentale paraît se terminer favorablement sous l'influence de l'affection des voies digestives, il faut laisser marcher cette dernière, l'aider même, si son action est tro faible; et quand la folie sera terminée, se garder de guérir de suite sa complication : on courrait la chance fâcheuse de voir reparaître le délire, dès que la phlegmasie des voies digestives serait dissipée. Ce ne sera qu'au bout d'un certain temps de la disparition de l'affection mentale, quand l'affaiblissement de l'économie le commandera, que l'on devra consentir à la guérir (nº 28).

Il faut encore faire attention au caractère de la phlegmasie du tube digestif. Il y en a qui, abandonnées à elles-mêmes, et par l'influence essentiellement désavantageuse qu'elles exercent sur toute l'économie, sont de nature à persister un temps illimité, et à produire des désordres dont la santé générale de l'individu se ressent toujours; il faut arrêter de suite ces phlegmasies, quelle que soit leur influence sur le cerveau.

Relativement au genre de folie, on devra appliquer surtout ces préceptes aux manies et monomanies aiguës; mais dans les manies et monomanies chroniques, et surtout dans les démences, on devra éviter une médication inutile, qui détériorerait la constitution et favoriserait la marche des phlegmasies que l'on combattrait. On devra surtout bien se garder de prendre une phlegmasie qui s'offrira avec les symptômes aigus les plus apparents pour une maladie récente; presque toujours ce ne sera qu'une surexcitation fâcheuse entée sur un organe déjà profondément malade, et n'offrant plus à sa face interne, quelquefois, de traces de son organisation première. On ne peut plus guère se servir alors que d'un traitement palliatif et adoucissant, pour diminuer la phlegmasie, au moins dans la violence de ses symptômes.

Maladies thoraciques.

Nous avons essayé, dans un autre paragraphe, d'expliquer cette influence presque constamment désavantageuse de la pléthore et des maladies du cœur. Ici nous en tirerons une indication thérapeutique précise; c'est que toutes les fois que ces deux maladies compliqueront la folie, à quelque époque qu'elles exercent leur influence, il faudra de suite leur opposer les moyens énergiques qu'on a en sa puissance. Une péripneumonie, une phthisie pulmonaire, quelle que soit leur influence sur la folie, sont des affections trop graves par elles-mêmes, pour qu'on ne s'empresse pas de mettre des entraves à leur marche. On devra alors, dans tous les cas, faire ce que l'art prescrit pour ces maladies, lorsqu'elles sont simples, sans cesser de soigner la folie, par tous les moyens appropriés.

Abcès et escarres naturels.

Les faits sont si tranchés dans ce tableau, que les indications thérapeutiques en découlent toutes seules: empêcher les escarres gangréneuses de se produire, les arrêter dans leur marche, user de tous les moyens pour les faire disparaître, c'est ce qu'on doit conclure d'une influence aussi constamment fâcheuse que celle des escarres naturelles. Au contraire, s'il s'est développé des abcès de bonne nature, dont le pus se fait jour au dehors, il faut les favoriser et entretenir leur écoulement, l'augmenter même, si l'irritation ne suffit pas. Il n'y a aucun risque à courir. Si même une plaie accidentelle survient au malade, il ne faut pas craindre de la faire suppurer, en la convertissant en un véritable abcès ouvert.

Syphilis.

Cette influence de la syphilis, constamment fâcheuse dans la folie, ne permet de tirer qu'une conclusion : il faut combattre la syphilis, dans tous les cas où elle complique la folie, et à quelque époque que ce soit de la maladie ; il ne saurait y avoir d'obstacles que ceux qui appartiennent à la syphilis elle-même.

DES DÉRIVATIFS COMME MOYEN THÉRAPEUTIQUE DE LA FOLIE (1).

C'est seulement après avoir bien apprécié le mode d'action des divers organes sur le cerveau, et du cerveau sur les divers

(1) Ce mode de traitement semble presque constituer ce qu'on appelle généralement le traitement physique de la folie : et si l'on voulait étendre les principes de son application, on pourrait encore sans effort y comprendre ce qu'on appelle le traitement moral. C'est une nouvelle preuve de la difficulté qu'on éprouve à séparer, à classer dans les sciences, et combien sont illusoires les distinctions qu'on cherche à fonder, tant sous le rapport des causes de la folie que sous celui du traitement. Qu'est-ce, en effet, que la distraction, sinon une simple dérivation ou l'excitation d'un certain nombre de facultés, représentées, dans l'ordre matériel, par un certain nombre d'organes, pour diminuer, faire avorter même l'irritation, la douleur d'un autre ordre de facultés dans l'exercice des fonctions dévolues à leurs organes?

Est-ce autre chose qu'une dérivation, cet appel d'impressions extérieures calculé pour faire naître un certain ordre d'idées, pour aller frap-

organes, que l'on peut se former des idées claires et d'une véritable utilité pratique dans l'emploi des dérivatifs comme moyen thérapeutique de la folie.

Dans cette appréciation, il faut distinguer les organes qui, dans l'état physiologique, entretiennent un rapport spécial avec le cerveau, de ceux qui, dans cette même condition, n'ont aucune liaison particulière avec lui.

Ainsi, dans le système muqueux, l'utérus et l'estomac; dans le système circulatoire, le cœur; dans l'appareil respiratoire, les poumons ont une sympathie fort étroite avec le cerveau.

Ce que nous en dirons pourra être appliqué avec plus ou moins de restriction aux organes qui ont une liaison moins directe avec le système nerveux.

UTÉRUS.

Nous avons déjà annoncé que l'influence physiologique de

---

per certaines parties du grand tout intellectuel et moral, et déplacer ainsi l'excitation qui résultait des émotions suscitées par un certain ordre d'impressions internes? Toute la différence qu'il y a entre cette dérivation et celle qui résulte des maladies des autres parties de l'économie, c'est qu'elle s'exerce d'organe à organe de même nature et de fonctions analogues. Comment ensuite séparer, dans le traitement physique, tout ce qui est moral? le mode de perception de la douleur et sa transformation dans les idées? dans le traitement moral, tout ce qui est physique? l'exercice successif et si varié des différents organes de l'économie? N'est-ce pas rentrer dans toutes les difficultés de la distinction entre le physique et le moral de l'homme, question si savamment traitée déjà et si peu résolue néanmoins?

Il faut donc, à mon avis, ne point attacher d'importance à ces distinctions, rapporter les deux modes de traitement au même principe de l'influence des organes de l'économie les uns sur les autres, selon les règles générales de la physiologie et de la pathologie; éviter, sous peine de marcher au hasard et d'errer dans l'incertitude, de chercher dans les régions imaginaires d'une psychologie encore mal assise, les fondements d'un traitement qui n'est en résumé qu'une petite partie de ce frottement du monde extérieur sur les organes, constituant toute la vie matérielle de l'homme.

l'utérus devait être considérée sous plusieurs points de vue. Il semble que cet organe, avant l'écoulement menstruel, agisse sur le cerveau malade autrement que par le fait de sa congestion, qui ensuite ne fait qu'augmenter cette action, par l'excitation graduée à laquelle l'organe est élevé. Il semble encore que, dans la grossesse, la fonction de l'utérus, alors dans toute sa puissance, exerce une plus grande influence, et est plus capable qu'à toute autre époque de déterminer la folie. Si la maladie mentale existe antérieurement, soit pendant la mentruation, soit pendant la grossesse, l'excitation qui en résulte de part et d'autre met les deux organes dans un rapport sympathique beaucoup plus étendu. L'utérus, dans la grossesse, agit encore d'une autre manière par l'obstacle mécanique que son développement oppose à la circulation abdominale.

ESTOMAC.

Comme l'utérus, cet organe exerce, dans l'état sain, une influence bien marquée sur le cerveau, de même qu'il est modifié par l'influence de ce dernier. Cette sorte d'action n'est point le fait d'une congestion ni d'une inflammation. Mais, considéré dans ce dernier état, l'estomac peut, par le seul fait de sa phlegmasie, déterminer le délire ou l'augmenter, s'il existe. Il y a donc une liaison sympathique dans l'état sain, entre l'encéphale et l'estomac, et une liaison encore plus forte dans l'état de phlegmasie. Le cerveau lui-même, lorsqu'il est malade, modifiant l'état de l'estomac, il suit que les liaisons sympathiques entre ces deux organes sont réciproquement augmentées dans l'état pathologique.

CŒUR ET POUMONS.

La liaison sympathique qui unit le cœur et les poumons au cerveau est moins évidente. Ces organes semblent plus sous la dépendance du centre nerveux, qu'ils ne tiennent eux-mêmes le centre nerveux sous leur dépendance. Cependant, lorsque, par une cause quelconque, les battements du cœur ou les mouvements de la respiration sont provoqués, ces organes exercent un grand empire sur le cerveau. Ils peuvent l'exciter violemment ou diminuer son action.

Il résulte de ces réflexions : 1° que dans tout organe qui a une liaison sympathique avec un autre, il faut distinguer l'influence physiologique de celle qui est la suite de la congestion sanguine de l'un des deux organes ; 2° que l'effet des sympathies est d'autant plus marqué qu'il y a plus d'excitation ; 3° que, bien qu'on ne puisse atteindre la cause de l'influence physiologique simple entre les deux organes, on ne doit pas négliger néanmoins l'effet qui en résulte, c'est-à-dire la congestion sanguine, cause elle-même d'une influence plus grande ; il faut même y porter toute son attention.

Il y a des organes qui, dans l'état physiologique, n'ont aucune liaison directe avec le cerveau. Mais si ces organes sont enflammés, le cerveau subit promptement l'influence de leur phlogose, et alors un rapport sympathique s'établit entre eux, d'autant plus actif que les impressions sont toutes nouvelles. Ainsi les entéro-colites aiguës agissent énergiquement sur le cerveau, bien qu'il y ait peu de sympathie directe entre cet organe et les intestins. Bien d'autres tissus encore, dans l'état sain presque inertes à l'égard du cerveau, dans l'état de maladie augmentent ou diminuent la phlegmasie cérébrale (1). Tout devient alors inflammation dérivante ou accroissante, mais à différents degrés, selon la nature des tissus et les constitutions particulières. De ces données découlent les plus importantes indications sur l'emploi des dérivatifs. La nature semble nous avertir elle-même des ressources qu'elle sait se ménager pour détourner des maladies, pour les fixer sur des organes moins importants ; elle nous surprend par les effets merveilleux qu'elle produit à l'instant même où l'art désespère.

---

(1) Voir la note de la page 202.

C'est à nous de profiter des leçons qu'elle nous donne, soit pour la seconder dans ses efforts, soit pour la provoquer.

Privé souvent de la possibilité d'agir directement sur les organes malades, il faut nécessairement recourir au traitement qui est le plus capable d'influencer ces organes, et il n'y en a pas qui soit à préférer au traitement dérivatif.

Tous les médecins ont senti que les dérivatifs, dans leurs mains, étaient l'arme la plus puissante pour combattre les maladies avec succès; mais tous n'ont pas attaché autant d'importance au choix des organes qu'ils devaient préférer. On a fait souvent un usage peu éclairé des irritations artificielles, et quelquefois il devient difficile de préjuger d'avance si elles seront nuisibles ou utiles, efficaces ou infructueuses.

Avant de recourir à l'emploi d'un dérivatif, le praticien doit donc se faire ces questions : Quels sont les organes qui, dans la circonstance, doivent être préférés comme ayant l'action la plus directe sur le cerveau? Jusqu'où doit s'étendre l'action des dérivatifs pour agir avec succès? Quelles sont les indications qui peuvent y faire recourir? Quelles en sont les contre-indications?

Toutes ces questions sont souvent embarrassantes pour le médecin vieilli dans l'expérience.

Ainsi, dans le cas qui nous occupe, deux systèmes de tissus sont également propres à l'emploi des excitants dérivatifs : mais l'un d'eux, la peau, a une liaison moins directe avec le cerveau que l'autre, les membranes muqueuses; il faudra donc, toutes choses égales d'ailleurs, un dérivatif plus actif sur la peau que sur l'estomac. Si la diversion à opérer n'exige point l'emploi de moyens fort actifs, on pourra préférer l'estomac. Avant, cependant, il faudra être bien certain que cet organe n'est pas malade, et nous nous sommes déjà expliqués sur la difficulté du diagnostic à cet égard. Si la dérivation à opérer exige l'emploi de médicaments actifs, il faudra éviter de phlogoser des organes dont on ne sera plus maître d'arrêter la phlegmasie; et pour quelques cas heureux, on aurait occasion d'en voir un grand nombre de malheureux. En principe général, qui souffre sans doute quelques exceptions, on ne doit jamais agir violemment sur les organes dont on ne peut atteindre directement la phlegmasie. Dans ce cas, il faut préférer la peau.

On peut toujours limiter les effets que l'on veut produire, ou bien les porter à une très forte inflammation ; mais cela ne suffit pas toujours, et l'on risque souvent, en produisant une irritation violente, de n'obtenir aucun bon effet. Ainsi un petit vésicatoire, ou un cautère bien animé, augmentent, dans beaucoup de cas, l'excitation cérébrale, parce que la surface en est trop limitée ; il faut toujours prendre en considération, dans ce cas, la surface qu'offre l'organe enflammé et le degré de son inflammation. De larges vésicatoires sont ordinairement préférables et donnent plus de chances de succès.

Les indications sur lesquelles on se fonde pour juger la nécessité des dérivatifs doivent encore guider dans l'usage qu'on en fait ; ces indications sont excessivement nombreuses et peuvent se diviser en deux classes.

La première classe des indications est fournie par les causes qui ont produit la folie et qui l'entretiennent ; elle est d'une importance première, et suffit quelquefois, étant bien remplie, pour dissiper la maladie. On doit y comprendre tous les désordres menstruels, toutes les suppressions quelconques des sécrétions ou exhalations naturelles ou artificielles, la disparition ou la coexistence de phlegmasies, leur mode d'influence. La seconde classe d'indications naît de la maladie cérébrale même, suivant qu'elle est aiguë ou chronique, qu'elle a exercé ou exerce encore une influence nuisible sur la santé de l'individu, et de l'état général de la constitution.

En thèse générale, rien de plus difficile que de saisir, dans les folies aiguës, le moment favorable à une inflammation artificielle ; rien de plus obscur que les présomptions qui peuvent diriger dans l'application salutaire de la médecine dérivative.

Le moment qui nous a semblé le plus favorable dans les premiers mois de la folie aiguë, pour enflammer la peau et agir sur l'estomac, c'est celui où il survient une rémission de peu de jours. Si on laisse échapper ce moment, la maladie reprend son acuité ; elle persiste six mois, un an, sans qu'aucune médication dérivative agisse, et se laisse aller à une disposition pour l'état chronique ou même la démence.

Cependant il faut encore recourir à la dérivation, quand bien même on a manqué cette époque, lorsque la maladie, après avoir persisté pendant trois ou quatre mois avec une acuité constante, semble diminuer de force. C'est alors qu'il faut agir promptement et énergiquement, avant que la maladie passe tout-à-fait à l'état chronique.

Quelquefois il est important, lorsqu'une phlegmasie d'un autre viscère semble ébranler celle du cerveau, de saisir ce moment, non pour augmenter la première, car on pourrait s'exposer à produire de graves désordres, mais pour essayer une excitation violente et momentanée sur la peau. Si cette excitation a pour effet de diminuer la phlegmasie cérébrale, on devra persister, lors même qu'elle augmenterait en même temps l'inflammation de l'autre viscère.

Cette indication existe encore lorsque, l'estomac étant enflammé à un léger degré, on craint les suites de l'inflammation gastrique ; et encore lorsque, le délire ayant été diminué sous l'influence de la maladie d'un viscère, on craint, pour la santé générale, les suites de l'inflammation de ce viscère. Il convient alors de faire agir, simultanément, les deux sortes de dérivations.

Paris. — Imprimerie de BOURGOGNE et MARTINET, rue Jacob, 30.